# LE LABORATOIRE

DE

# TOXICOLOGIE

CHARTRES. — IMPRIMERIE DURAND, RUE FULBERT.

# LE LABORATOIRE

## DE

# TOXICOLOGIE

## MÉTHODES D'EXPERTISES TOXICOLOGIQUES

## TRAVAUX DU LABORATOIRE

PAR

## P. BROUARDEL

DOYEN DE LA FACULTÉ DE MÉDECINE DE PARIS

ET

## J. OGIER

DIRECTEUR DU LABORATOIRE

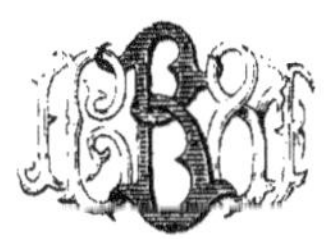

# PARIS

## LIBRAIRIE J.-B. BAILLIÈRE ET FILS

19, RUE HAUTEFEUILLE, PRÈS DU BOULEVARD SAINT-GERMAIN

—

## 1891

# DOCUMENTS

SUR

## LES TRAVAUX DU LABORATOIRE

# DE TOXICOLOGIE

---

## INTRODUCTION

---

*A MONSIEUR LE PRÉFET DE POLICE*

Monsieur le Préfet,

Nous avons l'honneur de vous soumettre le compte rendu des travaux du Laboratoire de Toxicologie, depuis sa création.

I. *Création du Laboratoire.* — Il ne sera peut-être pas inutile de rappeler les circonstances qui ont amené la création de ce Laboratoire, et comment il se trouve rattaché à votre administration.

En 1878, M. Brouardel, professeur de médecine légale à la Faculté de médecine de Paris et médecin-inspecteur de la Morgue, fut chargé d'une mission scientifique en Allemagne et en Autriche, au cours de laquelle il étudia les principales installations existant dans ces deux pays au point de vue de la pratique des expertises médico-légales et toxicologiques : dans un rapport adressé les 15 juillet et 8 octobre 1878 à M. le Procureur de la République, M. Brouardel fit connaître les désidérata du service des expertises à Paris et en France. Il constatait qu'il fallait d'abord apporter aux aménagements de la Morgue des modifications urgentes, améliorer les salles d'autopsie, obtenir une conservation complète des cadavres déposés, installer des salles de chimie, de microscopie, de physiologie, réunir des collections de poisons, de préparations anatomiques, de moulages ; enfin créer une bibliothèque. Il fallait en un mot annexer à la Morgue un véritable laboratoire où pourraient être effectués les travaux très divers, chimiques, physiologiques, histologiques, etc., qui sont le complément nécessaire de beaucoup d'autopsies médico-légales.

Les propositions faites dans ce sens au Conseil général de la Seine furent favorablement accueillies, et le 27 décembre 1878, M. Masse, conseiller général, président de la première Commission des Immeubles départementaux, soumettait au Conseil général un projet relatif à diverses modifications à introduire dans le bâtiment de la Morgue. Ce projet comprenait de nouveaux aménagements de la salle d'autopsies, l'application d'un système frigorifique à la conservation des cadavres, et enfin l'établissement d'un laboratoire de chimie et d'histologie, d'un chenil, d'une collection de pièces anatomiques, d'une bibliothèque. Le rapporteur concluait par un projet de délibération approuvant une dépense à prévoir de 140,000 fr. et autorisant M. le Préfet de la Seine à entrer en négociations avec MM. les ministres de la Justice et de l'Instruction publique, afin d'obtenir la participation de l'État par moitié dans les dépenses prévues. — Les négociations qui furent en effet entamées dans cette voie n'eurent qu'un demi-résultat. Le ministère de la Justice déclina toute participation, tandis que le ministère de l'Instruction publique s'engageait à concourir aux dépenses prévues pour une somme de 35,000 fr. Dans la séance du 14 mai 1881, à la suite d'un rapport de M. Decorse, le Conseil général décida l'installation des appareils frigorifiques de la Morgue et approuva en principe l'établissement d'une salle d'autopsie et d'un laboratoire de chimie et de micrographie devant être affecté aux recherches médico-légales. La subvention de 35,000 fr., consentie par le ministère de l'Instruction publique, était acceptée. Mais l'article 8 de la délibération disait qu'elle ne devait avoir d'effet qu'autant que l'État contribuerait pour moitié dans les frais d'entretien nécessités par le fonctionnement des nouveaux services. C'est alors que M. de Hérédia (16 mai 1881) fit valoir devant le Conseil général les inconvénients qui pouvaient, à son avis, résulter de la participation de l'Etat à ces frais d'entretien : l'opinion de M. de Hérédia obtint gain de cause, et en définitive, l'ensemble du projet fut voté, après suppression de l'article 8, relatif à la participation de l'Etat.

De toutes ces discussions, il résultait que le Conseil général approuvait la création d'un ensemble de salles d'études, ou, si l'on veut, d'un Laboratoire où devaient trouver place ces installations complémentaires réclamées par la médecine légale. Il était évident que ce Laboratoire aurait dû être placé à la Morgue même. Malheureusement l'exiguïté des locaux rendait cette solution impraticable. C'est pourquoi M. Decorse (3 décembre 1881) demanda que l'installation fût faite dans les locaux de la Préfecture de police. Cette proposition fut adoptée et un emplacement convenable fut désigné, dans la caserne de la Cité.

Telles sont, Monsieur le Préfet, les circonstances qui ont déterminé la création, à la Préfecture de police, de ces nouveaux services réunis sous le nom de *Laboratoire de Toxicologie*.

L'installation actuelle doit être, nous semble-t-il, considérée comme provisoire et la

vraie place du Laboratoire sera, soit dans les
bâtiments de la Morgue, si l'on peut enfin mettre
à exécution les projets de reconstruction de cet
établissement ; soit encore, — et cette solution
serait de beaucoup préférable, — dans un Institut médico-légal, annexe de la Morgue actuelle,
dans lequel se feraient certaines autopsies de
cadavres reconnus, et où les laboratoires d'études
et d'expertises médico-légales, ainsi que les
amphithéâtres d'enseignement, trouveraient une
place tout indiquée [1].

1. Les considérations qui militent en faveur de la création d'un
Institut médico-légal viennent d'être développées devant le
Conseil général de la Seine par M. Alpy (*Bulletin municipal
officiel*, 2 décembre 1890 et *Annales d'Hygiène*, 1890, 3ᵉ série,
tome XXIV, p. 570) qui, après avoir rappelé l'exiguïté et l'en-
combrement des locaux actuels de la Morgue et l'impossibilité de
les agrandir, insiste sur l'intérêt qu'il y aurait à séparer le service
médico-légal des services de la Morgue. « La première condition,
« dit l'honorable rapporteur, que doit remplir à l'heure présente
« un projet d'Institut médico-légal est en effet de donner satis-
« faction à une réclamation très légitime contre l'état actuel des
« choses, maintes fois formulée, dans ces dernières années, par
« l'opinion publique, et dont il ne nous paraît pas permis de ne
« pas tenir compte.
« On sait quelle répulsion instinctive et invincible manifestent
« les familles des malheureuses victimes d'un crime, chaque fois
« que le juge d'instruction, jugeant, dans son appréciation sou-
« veraine, une autopsie nécessaire, se voit obligé de faire
« transporter le cadavre dans ce lieu frappé de la réprobation
« populaire qu'on appelle la Morgue.
« Or, ce fait est des plus fréquents ; on peut même dire qu'il
« est la règle générale dans tous les cas d'attentats contre les
« personnes. Il est rare, en effet, que l'on puisse commodément
« pratiquer, dans l'appartement même de la victime, surtout
« lorsqu'on se trouve dans un milieu pauvre ou même simplement

II. *Installation actuelle* — Le Laboratoire de Toxicologie a commencé à fonctionner en juillet 1883. L'emplacement qu'il occupe, dans la caserne de la Cité, comprend :

Au rez-de-chaussée,

Un bureau, servant en même temps de bibliothèque,

Une salle de chimie ;

Une salle destinée aux travaux de microscopie, de physiologie, de bactériologie, etc. ;

Au sous-sol,

Une chambre noire, pour les travaux de photographie, spectroscopie, etc. ;

« aisé, une opération comme celle de l'autopsie, avec toutes les
« complications qui résultent aujourd'hui des progrès de la
« science. Force est donc, le plus souvent, au magistrat instruc-
« teur, dans l'intérêt supérieur de la manifestation de la vérité,
« d'ordonner — malgré ses répugnances personnelles et les pro-
« testations attristées de la famille — le transport du cadavre
« dans l'établissement public destiné aux autopsies ; d'où la
« nécessité, pour les pouvoirs publics, d'assurer à cet établisse-
« ment toutes les conditions de convenance, de décence et de
« bon fonctionnement que l'opinion a le droit d'exiger.
 « Telles sont les raisons majeures pour lesquelles il nous paraît
« indispensable que l'Institut médico-légal dont nous proposons
« la création soit installé dans un lieu absolument distinct de
« l'établissement actuel de la Morgue.
 « Mais il serait désirable, d'autre part, qu'il en fût le moins
« éloigné possible, afin de ne pas susciter de difficultés pour le
« transport, — très usuel, — des cadavres inconnus, au sujet
« desquels s'ouvre une information judiciaire et qui doivent, dès
« lors, passer du service de la Morgue à celui de la médecine
« légale. »
 L'étude de ce projet a été renvoyée à la 7ᵉ Commission.

Une seconde salle de chimie ;

Enfin trois autres salles destinées aux collections de produits chimiques, matières médicales, pièces anatomiques, etc.

Comme surface, cet emplacement serait largement suffisant : malheureusement, la plus grande partie est en sous-sol ; c'est-à-dire fort mal éclairée ; c'est dans ces pièces du sous-sol que nous avons dû reléguer nos collections et notre musée médico-légal, encore à l'état embryonnaire ; les locaux réellement utilisés, ceux du rez-de-chaussée, sont insuffisants, notamment le laboratoire de chimie proprement dit, dont les dimensions sont beaucoup trop restreintes.

III. *Personnel.* — Le Laboratoire de Toxicologie est placé sous la direction scientifique de M. Brouardel, doyen de la Faculté de médecine, professeur de médecine légale. Outre le directeur effectif, assimilé aux sous-chefs, le personnel comprend deux préparateurs et un garçon de laboratoire. D'après l'arrêté réglementaire du 4 juillet 1883, concernant la création du Laboratoire, le sous-chef doit être choisi sur une liste de trois candidats présentée, par le professeur de médecine légale à la Faculté de médecine de Paris, médecin inspecteur de la Morgue.

Dans le cas où le même savant n'occuperait pas ces deux fonctions à la fois, la liste de présentation serait dressée par le doyen de la

Faculté, par le professeur de médecine légale et par le médecin inspecteur de la Morgue.

A ces divers emplois, les Français seuls peuvent être admis ; les deux préparateurs doivent être âgés de plus de 21 ans et de moins de 30 ans ; l'un d'eux, spécialement attaché aux travaux chimiques, doit être bachelier ès sciences et avoir fait un stage de deux ans au moins dans un laboratoire de chimie. D'après l'art. 9 de l'arrêté, le personnel peut être, si les besoins du service l'exigent, employé à des heures autres que celles des séances réglementaires. Ce cas se présente en effet assez souvent, dans certaines expertises toxicologiques qu'il est urgent de terminer sans délai.

IV. *Fonctionnement.* — Le laboratoire est avant tout un laboratoire de recherches scientifiques sur les questions de chimie toxicologique et autres sciences expérimentales se rattachant à la médecine légale. L'article 7 de l'arrêté réglementaire mentionne que le personnel est à la disposition du Préfet de police et du médecin inspecteur de la Morgue, pour être employé selon les besoins du service ou faire des recherches spéciales de toxicologie.

En dehors des travaux d'ordre purement scientifique, il se fait au laboratoire des expertises de toxicologie, de chimie légale, etc., expertises confiées par le Parquet ou par les juges d'instruction aux médecins-légistes ou chimistes-experts qui fréquentent le laboratoire. Il ne saurait en être autrement. C'est la pratique seule des expertises toxicologiques qui peut nous indiquer les points spéciaux réclamant de nouvelles études ; de même qu'à la Morgue, l'étude scientifique des questions médico-légales est intimement et nécessairement liée à la pratique des autopsies demandées ou autorisées par le Parquet. Sans insister davantage sur ce point, nous dirons seulement qu'on ne comprendrait guère l'existence d'un laboratoire de toxicologie où l'on ne ferait pas de toxicologie réelle, c'est-à-dire de recherches de poisons dans des cadavres réellement empoisonnés ; pas plus qu'on ne comprendrait l'étude et l'enseignement de la médecine légale à la Morgue si l'on n'y faisait pas d'autopsies.

En fait d'expertises chimico-légales, nous laissons entièrement de côté celles qui ont trait aux matières alimentaires, sauf dans les cas où ces matières sont supposées renfermer des substances toxiques ; nous ne traitons pas les questions de falsifications proprement dites : de telles analyses sont du ressort du Laboratoire municipal. Bien que notre règlement ne nous défende pas la pratique des analyses de matières alimentaires falsifiées, l'article 10 de l'arrêté du 4 juillet 1883 a sagement voulu éviter que les deux laboratoires pussent avoir à se contrôler mutuellement, et cet article interdit en effet *à tout employé de l'un ou l'autre laboratoire, soit municipal de chimie, soit de toxicologie, de se charger de contrôler par des contre-expertises les expertises du laboratoire auquel il n'appartient pas.* C'est une règle à laquelle il ne se fait jamais d'infraction.

En dehors des expertises demandées par le Parquet, on examine assez souvent au laboratoire des matières alimentaires suspectes d'avoir causé des accidents d'intoxication. Les substances qui font l'objet de ces analyses sont le plus souvent apportées au Laboratoire municipal, qui nous les transmet : elles nous parviennent quelquefois par l'intermédiaire des commissaires de police. Ce sont par exemple des aliments préparés dans des ustensiles contenant du plomb ou autres métaux toxiques ; plus souvent encore des viandes de mauvaise qualité, dont l'analyse, il faut le dire, ne conduit d'ordinaire à aucun résultat pratique, et nous permet seulement d'isoler des alcaloïdes ou ptomaïnes toxiques, sans qu'il soit possible de préciser la cause de leur présence, ni de déterminer sur qui doit retomber la responsabilité des accidents observés.

En général, nous refusons de nous charger des analyses demandées directement par le public. Cependant, il nous arrive assez souvent d'examiner des matières alimentaires suspectes ou des déjections, apportées par des personnes qui se croient victimes de tentatives d'empoisonnement criminel. Dans la majeure partie des cas, l'analyse démontre que ces présomptions d'empoisonnement sont absolument imaginaires. Il est à peine utile d'ajouter que ces analyses sont toujours faites gratuitement.

V. *Recherches scientifiques. Enseignement.* — A côté de ces travaux d'ordre pratique, nous avons toujours considéré que notre rôle devait être de créer au laboratoire un centre d'études scientifiques sur les questions de chimie, de microscopie, d'histologie, de bactériologie, etc., se rattachant à la médecine légale : c'est pourquoi nous avons exécuté ou fait exécuter par nos collaborateurs ou élèves des expériences diverses, étudié ou modifié les méthodes et les appareils usuellement adoptés dans les expertises. La relation de ces travaux est l'objet principal du présent rapport. Bien que l'exiguïté de nos locaux ne nous ait pas toujours permis d'exercer une hospitalité aussi large que nous l'aurions voulu, nous avons cependant pu accueillir un certain nombre de jeunes savants qui sont venus s'initier aux méthodes mises en œuvre au laboratoire. Beaucoup de nos élèves ont été des étrangers ; les laboratoires analogues étant peu nombreux encore dans les autres pays.

Des conférences techniques ont été instituées

au laboratoire[1] : elles ont été fréquentées par des médecins ou élèves de quatrième année. Elles ont porté sur la chimie toxicologique et sur diverses questions de micrographie ou d'histologie appliquées à la médecine légale, telles que l'examen des taches de sang, de sperme, etc. ; dans les conférences de toxicologie, nous avons eu pour but, non point d'enseigner aux médecins à faire de la toxicologie, — ce qui exige une longue pratique des analyses chimiques, — mais plutôt de leur donner une idée générale des méthodes suivies et des causes d'erreurs que ces méthodes comportent : nous avons cherché à les rendre capables d'apprécier en connaissance de cause la valeur des conclusions dont ils doivent assumer la

1. Ces conférences ont été faites par MM. Ogier, Descoust et Vibert.

En dehors du personnel (MM. P. Brouardel, Ogier, Bordas, Socquet), le Laboratoire a été fréquenté par : MM. Ph. Lafon ; Pappel, chimiste-directeur du Laboratoire khédivial au Caire ; Dr Thoinot, auditeur au Comité consultatif d'hygiène ; Dr Bougier ; Dr Épagnou-Dezille ; G. Brouardel ; Jousset ; Fauvelle ; Dr Cherbuliez, chef du laboratoire de l'Hôtel-Dieu. Parmi les docteurs ou savants étrangers, nous citerons : Dr Patenko, professeur de médecine légale à l'Université de Kharkhoff ; Saleh-Soubhy, égyptien, médecin sanitaire au Caire ; Arthmann Bruére, de la Trinidad, docteur en médecine de la Faculté d'Edimbourg ; Dr Malvoz, assistant d'anatomie pathologique à l'Université de Liège ; Brociner, de l'Université de Bucarest ; Minovici, médecin légiste à Braïla ; Fragner, savant hongrois ; Harold Crompton, de Manchester ; Dr M. Popoff, privat-docent à l'Université de Kharkhoff, etc.

responsabilité lorsqu'ils sont appelés à traiter, en collaboration avec un chimiste, une expertise d'empoisonnement.

VI. *Statistique.* — Voici quelques renseignements statistiques sur les expertises de chimie faites au Laboratoire, à la demande du Parquet[1] :

28 expertises ont porté sur des examens de taches de sang, 73 sur des examens de scellés de natures très diverses (produits saisis comme pouvant avoir causé des empoisonnements, produits pharmaceutiques, matières explosibles, aliments, vitriol, etc.) ; les analyses de viscères d'individus empoisonnés ou supposés empoisonnés sont au nombre de 57.

Il est intéressant de savoir dans combien de cas les conclusions de ces expertises ont été positives, — nous entendons par positives les conclusions dirigées dans le sens prévu par l'accusation —. Mais ces conclusions étant souvent peu précises, il est assez difficile de faire ce classement d'une manière rigoureuse. Voici cependant quelques renseignements sur ce point.

Sur la totalité des expertises, 50 p. 100 ont donné des résultats positifs et 50 p. 100 des

---

1. Il ne s'agit ici que des expertises dont les rapports sont conservés au Laboratoire (faites par M. Ogier, seul ou en collaboration avec divers médecins ou chimistes experts. Le nombre en est donc assez restreint).

résultats négatifs ou contraires aux prévisions de l'accusation. Sur les analyses de viscères, c'est-à-dire les expertises de toxicologie proprement dite, 42 p. 100 ont donné des résultats positifs. Parmi les intoxications observées, nous signalerons les suivantes :

| | | | |
|---|---|---|---|
| Par la morphine ou les composés de l'opium. . . . . . . . . | 7 | Emp. démontrés. | 5 |
| Par les composés cyanhydriques . . | 4 | — | 3 |
| Par l'oxyde de carbone.. . . . . | 7 | — | 7 |
| Par l'arsenic. . . . . . . . . | 3 | — | 2 |
| Par l'acide oxalique ou le sel d'oseille. | 2 | — | 2 |
| Par le mercure. . . . . . . . | 1 | — | 1 |
| Par l'acide phénique . . . . . . | 1 | — | 1 |
| Par le chlorate de potasse. . . . . | 1 | — | 1 |
| Par la strychnine.. . . . . . . | 1 | — | 1 |
| Par le chlorure de baryum.. . . . | 1 | — | 1 |

La plupart de ces empoisonnements suivis de mort ont été le résultat d'accidents, ou d'erreurs, ou de suicides. Les erreurs de médicaments sont particulièrement fréquentes avec l'opium et ses dérivés ( laudanum, etc.) ; les composés cyanhydriques (cyanure de potassium) sont le plus souvent employés comme moyen de suicide ; les empoisonnements par l'oxyde de carbone sont des suicides, ou surtout des accidents résultant de l'emploi des poêles mobiles ou autres appareils similaires. L'arsenic (acide arsénieux ou arséniate de soude) paraît être toujours le produit le plus employé pour les empoisonnements criminels. Nous avons eu à étudier aussi un petit nombre d'empoisonnements criminels, mais non suivis de mort, par le phosphore. Les présomptions d'empoisonnements criminels par les alcaloïdes végétaux sont en somme assez rares.

Sur les examens de taches de sang, 29 p. 100 ont donné des résultats positifs. Il faut remarquer qu'on ne confie au chimiste les examens de taches de sang que dans les cas où la présence du sang est très douteuse et où la recherche présente des difficultés particulières : C'est ce qui explique le nombre relativement faible des résultats positifs.

Les autres analyses ont porté principalement sur des produits pharmaceutiques (erreurs commises dans la délivrance des médicaments), au nombre de 12 ; sur des substances explosives ou servant à préparer des explosifs, sur des produits ayant déterminé des incendies (9) ; sur des scellés contenant du vitriol, ou sur des vêtements tachés de vitriol (5), etc., etc.

Les renseignements que nous venons de résumer n'ont pas, il faut le dire, un grand intérêt quant à présent : le chiffre total de nos expertises n'est pas encore assez considérable pour qu'il soit possible d'établir une statistique de quelque valeur.

Tel est, Monsieur le Préfet, l'aperçu général des travaux exécutés au Laboratoire.

Nous savons combien est vaste le champ qui

reste ouvert à nos investigations. L'exposé qui va suivre vous montrera, nous l'espérons, que le temps consacré à nos études n'a point été inutilement employé.

Veuillez agréer, Monsieur le Préfet, l'assurance de notre profond respect.

P. Brouardel.

J. Ogier.

# PREMIERE PARTIE

# MÉTHODES

# D'EXPERTISES TOXICOLOGIQUES

Nous décrirons dans ce chapitre les procédés d'analyse généralement suivis au Laboratoire dans les expertises toxicologiques : nous n'insisterons avec détails que sur les points où nous aurons à signaler quelques méthodes ou modifications nouvelles.

Ces procédés généraux sont longs et compliqués, surtout lorsque rien ne vient éclairer l'expert sur la marche à suivre ; lorsque, ni les documents acquis par l'instruction, ni les observations recueillies à l'autopsie, n'indiquent quel est le poison qu'il convient particulièrement de rechercher. Mais il arrive souvent que les renseignements contenus au dossier permettent de simplifier ces méthodes ; la recherche d'un poison déterminé est naturellement plus facile et plus simple qu'une expertise générale. Toutefois, même dans ces cas spéciaux, il convient de pousser jusqu'au bout les méthodes générales, et de ne considérer les indications fournies par l'instruction ou par l'autopsie que comme de simples renseignements préliminaires.

# I

## OPÉRATIONS PRÉLIMINAIRES

I. *Autopsie.* — Lorsque le chimiste expert assiste à l'autopsie, ce qui est toujours utile, il peut faire immédiatement certaines constatations intéressantes, ou même pratiquer, séance tenante, quelques expériences sommaires qui prépareront les recherches ultérieures. C'est ainsi qu'il pourra très souvent diagnostiquer, par l'odeur seule du contenu de l'estomac, les empoisonnements par l'acide cyanhydrique ou les cyanures alcalins, par le phosphore, par l'acide phénique, le chloroforme et autres substances odorantes. Il pourra constater, dans l'estomac ou dans l'intestin, la présence de divers corps étrangers, bouts d'allumettes, fragments de soufre, grains d'acide arsénieux, etc. Les colorations spéciales des muqueuses de la langue, des lèvres, de l'œsophage, de l'estomac, sont également importantes à noter (coloration jaune par l'acide nitrique, brun-noirâtre par l'acide sulfurique, jaune safran par le laudanum). Il est utile que toutes ces observations, qui souvent simplifient beaucoup le travail ultérieur, soient faites sans retard, alors que la putréfaction n'a pas encore modifié profondément l'aspect et l'odeur des organes.

Parmi les essais sommaires qui peuvent être faits au cours de l'autopsie, nous mentionnerons la recherche de l'acide cyanhydrique au moyen d'un papier imprégné de sulfate de cuivre et de teinture de gaïac, qui bleuit au contact des moindres traces de composés cyanhydriques; celle du phosphore au moyen d'un papier imprégné de nitrate d'argent; celle des acides minéraux au moyen des papiers réactifs, etc.

Ces expériences préliminaires, ces observations tirées des caractères organoleptiques, n'ont sans doute que peu de valeur et ne doivent être envisagées que comme des indications utiles, et non comme des démonstrations rigoureuses.

II. *Mise en bocaux.* — L'expert peut enfin procéder lui-même à la mise en bocaux des viscères : il est commode de peser immédiatement les bocaux vides, puis avec leur contenu.

On emploiera des bocaux neufs et bien nettoyés, et on aura soin de n'y introduire ni alcool ni aucune substance étrangère destinée à empêcher la putréfaction. Cette précaution n'est pas toujours observée : il arrive assez souvent, surtout en province, que les médecins chargés d'une autopsie ajoutent aux viscères, dans le

but de les conserver, de l'alcool, ou même
d'autres produits antiseptiques, de pureté toujours suspecte. C'est une pratique fâcheuse dont
les inconvénients sont à coup sûr plus grands
que ceux qui résultent de la putréfaction des
viscères. La présence d'impuretés dans ces produits peut rendre les conclusions illusoires, et
l'expert, pour lever tous les doutes, est obligé
de procéder à une analyse spéciale, — qui d'ailleurs n'est même pas toujours possible, — et de
vérifier si les substances antiseptiques ajoutées
ne contiennent aucune trace du poison dont
l'existence a été constatée dans les viscères.
L'emploi de l'alcool, même tout à fait pur, a
d'autres désavantages ; il rend plus difficile, par
exemple, la recherche du phosphore par le procédé de Mitscherlich ; on sait en effet que la présence de l'alcool annihile presque totalement les
phénomènes de phosphorescence sur lesquels
est basée cette méthode si sûre et si sensible.

Les bocaux sont fermés par de simples bou-
chons de liège, maintenus par une ficelle qu'on
scelle sur le bouchon avec de la cire ; il est
préférable de ne pas recouvrir de cire toute la
surface du bouchon ; il vaut mieux en effet que
la fermeture ne soit pas trop hermétique, et ne
s'oppose pas totalement au dégagement des gaz
de la putréfaction ; de plus, quand le bouchon
est entièrement recouvert de cire, il devient
difficile d'ouvrir le bocal sans laisser tomber

dans son contenu quelques parcelles de la cire, qui d'ordinaire contient du plomb. Pour les mêmes motifs, l'emploi du mastic de vitrier doit être rejeté.

Les viscères doivent être isolés les uns des autres, et non point, comme on le fait trop souvent, placés tous ensemble dans un ou deux grands bocaux. Dans la plupart des cas, en effet, il est utile de procéder à la recherche du poison dans les divers organes, séparément : l'étude de la localisation des substances toxiques est parfois d'une importance capitale ; c'est elle par exemple qui permet, dans l'empoisonnement arsenical, de distinguer si la présence de l'arsenic dans les viscères est due à une intoxication aiguë, ou si au contraire elle peut s'expliquer par l'absorption d'un médicament arsenical à petites doses longtemps répétées. Il est évident que, si les viscères ont été mêlés dans le même bocal, toute recherche de ce genre devient à peu près illusoire.

III. *Conservation des viscères.* — Il n'est pas toujours possible de commencer l'analyse immédiatement après l'autopsie : il est utile en ce cas de préserver les viscères de la putréfaction ; le meilleur procédé consiste à placer les bocaux dans un lieu froid ; ce qui nous est très facile à Paris ; nous disposons, à la Morgue, d'un local spécial dont la température est constamment maintenue aux environs de zéro ; c'est là que sont conservés les bocaux jusqu'au moment où l'analyse chimique sera commencée ; c'est aussi là que nous gardons, souvent pendant fort longtemps, les restes des viscères mis de côté pour les contre-expertises. L'expérience a montré qu'une température comprise entre $+ 2^o$ et $- 2^o$ suffit pleinement pour empêcher la putréfaction : en refroidissant davantage, on s'exposerait à voir les bocaux se briser sous l'influence de la congélation.

IV. — Quand les renseignements acquis par l'instruction ou l'autopsie nous ont fourni des indications probables sur la nature du poison à rechercher, nous essayons d'abord de vérifier ces indications ; l'analyse est ensuite complétée selon les méthodes générales. En l'absence de toute indication préalable, voici la marche que nous suivons d'ordinaire :

On examine d'abord si le sang contient de l'oxyde de carbone ;

On prélève un échantillon moyen, composé du quart environ de chaque viscère ; sur cet échantillon, on recherche le phosphore, l'acide cyanhydrique, divers composés volatils, les acides ou alcalis ; puis enfin les métaux toxiques, le plomb, le mercure, l'antimoine, et surtout l'arsenic ;

On prélève ensuite un second échantillon

moyen, composé du quart environ de chaque viscère ; cet échantillon est consacré à la recherche des alcaloïdes.

Lorsque les premiers essais ont donné un résultat positif, on recommence ces essais en opérant, s'il y a lieu, sur chaque viscère isolément, de manière à vérifier les expériences précédentes, et à déterminer, s'il se peut, la localisation du poison. On consacre à cette nouvelle série d'analyses le tiers ou le quart de ce qui reste. Le surplus est conservé en vue des contre-expertises.

Quel que soit le procédé d'analyse adopté, il est toujours utile de réduire les viscères en fragments très menus : nous employons dans ce but un hache-viande assez simple, qui rend de bons services. La qualité essentielle d'un instrument de ce genre est de pouvoir se nettoyer aisément.

Les quantités de chaque viscère employées sont déterminées à un ou deux grammes près.

II

# RECHERCHE DE L'OXYDE DE CARBONE

Grâce à l'emploi du spectroscope, la recherche de l'oxyde de carbone est aussi prompte que facile. On sait que le sang dilué d'eau, et placé devant la fente du spectroscope, donne dans le spectre deux bandes d'absorption, situées entre les raies D et E : sous l'influence de certains agents réducteurs, en particulier du sulfhydrate d'ammoniaque, ces bandes disparaissent et se fondent en une seule qui occupe à peu près l'espace intermédiaire compris entre les deux bandes primitives. Si le sang est celui d'un individu empoisonné par l'oxyde de carbone, le spectre d'absorption est le même, à de minimes différences près[1]; mais, en présence du sulfhydrate, la réduction ne se produit pas : ce qui différencie immédiatement le sang normal du sang oxy-carboné.

Le spectroscope que nous employons est le spectroscope ordinaire, à un seul prisme. La

---

1. Voir, dans la 2ᵉ partie, les travaux de M. Cherbuliez sur la recherche de l'oxyde de carbone, par la spectrophotométrie.

largeur de la fente est réglée au moyen d'une
vis micrométrique, portant des divisions sur un
cadran : il est utile en effet, pour certaines comparaisons un peu délicates, d'opérer toujours
dans des conditions identiques de largeur de
fente, et aussi d'éclairage (fig. 1).

La source de la lumière est une double lampe
à gaz, d'un modèle spécial, que nous avons
fait construire par M. Wiesnegg. Les verres
de lampes sont recouverts d'une enveloppe de
tôle, percée seulement d'une fente de un centimètre de large sur six à sept centimètres de
long ; on supprime ainsi toute lumière inutile.
La première lampe est fixe et placée dans l'axe
du pied de l'appareil : la seconde, toute semblable, se fixe en différents points d'une tige
métallique horizontale, qui peut elle-même se
mouvoir autour du pied et dans un plan horizontal. Par cette disposition, il est facile d'obtenir, sans de longs tâtonnements, l'éclairage
du petit prisme supplémentaire qui se rabat
devant la moitié supérieure de la fente et donne
un spectre superposé au premier et servant de
terme de comparaison.

*Extraction des gaz du sang.* — Le spectroscope fournit donc des indications rapides fort
utiles : mais jusqu'ici, on n'a guère réussi à se
servir de cet instrument pour le dosage de
l'oxyde de carbone : pour ce dosage, on est

obligé de procéder à l'analyse des gaz extraits du sang : c'est ce que nous faisons toujours, du moins quand la quantité de sang dont on peut disposer est suffisante.

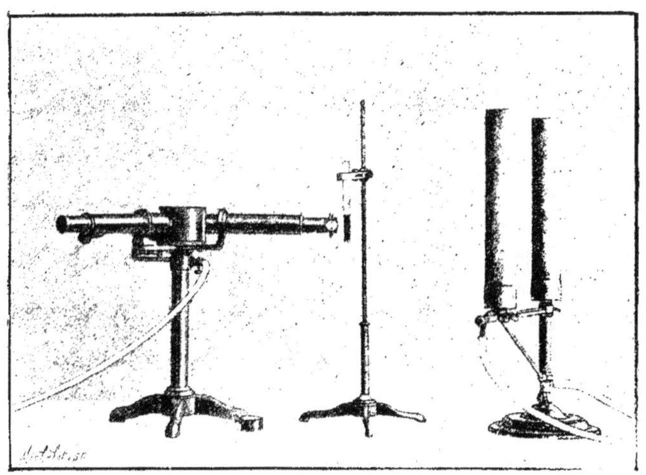

Fig. 1. — Examen spectroscopique du sang.

Les figures 2 et 3 représentent la disposition adoptée au Laboratoire.

Les gaz sont extraits par le vide, au moyen d'une pompe à mercure. Le vase destiné à contenir le sang est un ballon de cinq à sept cents centimètres cubes, muni d'un entonnoir à robinet ajusté par un rodage à l'émeri : le tube qui prolonge ce robinet descend jusque vers le centre du ballon : le trou du robinet est un peu

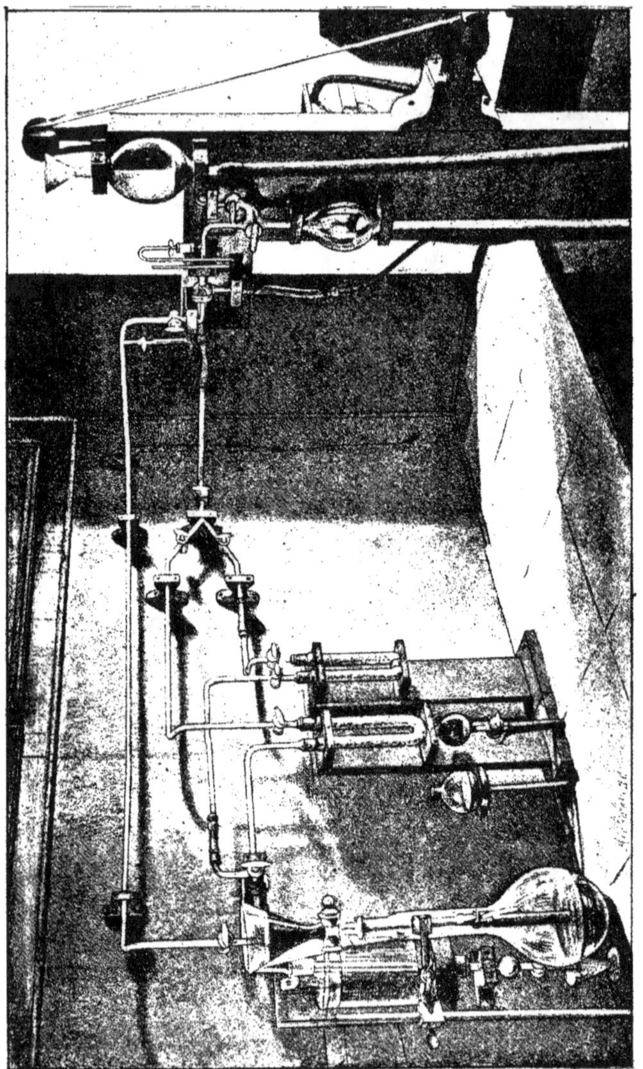

Fig. 2. — Extraction des gaz du sang.

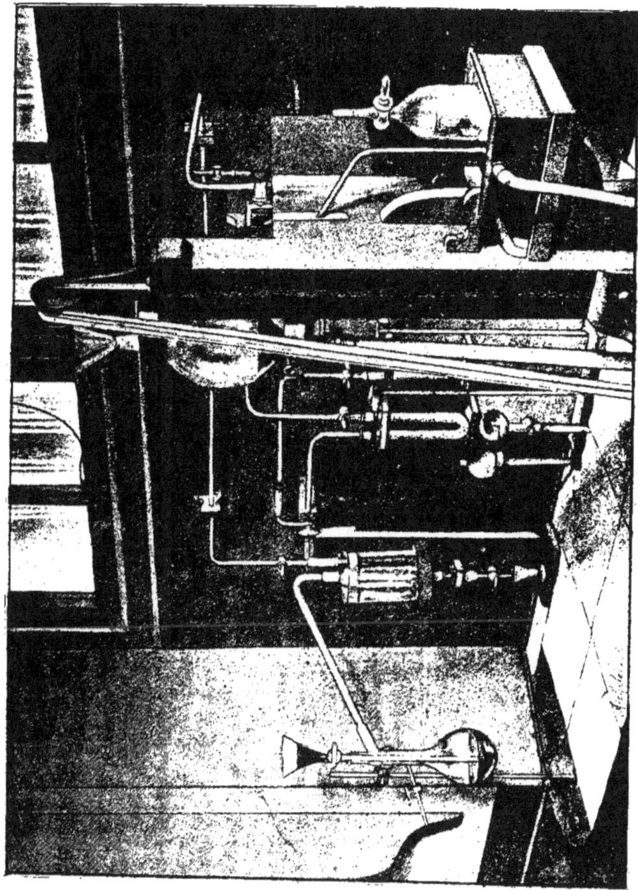

*Fig. 3.* — Extraction des gaz du sang.

large (pour livrer facilement passage aux caillots de sang). Le ballon porte sur le côté une tubulure, réunie par un rodage à un large tube qui fonctionne comme une sorte de réfrigérant ascendant et condense une grande partie de la vapeur d'eau ; cette condensation s'achève dans un récipient qui prolonge le tube précédent, et qui peut être entouré d'eau froide ou de glace.

Les gaz sont ensuite dirigés au moyen d'un robinet à trois voies, soit directement vers la pompe, soit à travers des tubes en U contenant de l'acide sulfurique, ou de la potasse, ce qui permet de recueillir à l'extrémité de l'appareil des gaz secs et exempts d'acide carbonique : cependant, le plus souvent, cette disposition n'est pas utilisée et les gaz sont recueillis tels quels. Signalons en passant la disposition du tube en U à acide sulfurique, disposition imaginée par M. Dupré. Le tube est rempli de perles de verre : l'acide est contenu dans une boule soudée au bas du tube, fermée par un robinet, et reliée par un caoutchouc à un réservoir de mercure : par une manœuvre facile à saisir, il est possible de faire monter l'acide jusqu'au sommet des branches du tube en U, c'est-à-dire d'humecter les perles de verre avec de l'acide concentré, sans qu'il soit nécessaire de démonter l'appareil : la provision d'acide contenu dans la boule peut servir pendant fort longtemps.

La pompe à mercure est, avec quelques modifications, la pompe ordinaire d'Alvergniat : nous y avons supprimé la petite cuve de verre au-dessus du robinet à trois voies, sur laquelle on recueille les gaz. Cette cuve, trop petite et de forme peu commode, est ici remplacée par une cuve rectangulaire en fonte, placée derrière les robinets de la pompe à mercure, auxquels elle se relie par un tube capillaire, comme l'indique la figure : la cuve a des banquettes pour poser les éprouvettes, et un orifice latéral pour l'écoulement du trop plein du mercure. Cette petite modification est extrêmement commode, et rend le maniement des plus faciles : son seul inconvénient est d'alourdir un peu la pompe à mercure dans ses parties élevées et de compromettre sa stabilité : c'est pourquoi il est bon de fixer l'appareil au plancher.

Pour rendre l'opération plus rapide, le second robinet à trois voies de la pompe est relié, par un tube de verre, à une trompe à eau, d'une part, et à une machine Carré, de l'autre. On fait le vide dans tout l'appareil, d'abord avec la trompe, puis avec la machine Carré, ce qui demande quelques instants ; on complète le vide avec la pompe à mercure elle-même.

L'appareil étant vide d'air, le sang (cent centimètres cubes environ), est introduit dans le ballon, par l'entonnoir à robinet ; il n'est pas inutile d'introduire en même temps quelques gouttes d'huile pour empêcher la mousse, souvent fort gênante. On commence l'extraction des gaz, et on achève le dégagement d'oxyde de carbone en introduisant dans le ballon une solution bouillie d'acide acétique cristallisable saturé de sel marin, conformément aux indications de M. Gréhant. En même temps on chauffe le ballon au bain-marie vers 50°.

Les gaz sont recueillis sur la petite cuve, dans des éprouvettes de forme basse, avec un robinet à la partie supérieure : ce robinet facilite le remplissage et certains transvasements. On transporte l'éprouvette sur la cuve, et on procède à l'analyse par les méthodes ordinaires : on opère en général sur vingt à vingt-cinq centimètres cubes : l'acide carbonique est d'abord absorbé par la potasse ; l'oxygène par l'acide pyrogallique ; l'oxyde de carbone par le chlorure cuivreux. Les trois réactifs sont contenus dans des pipettes de Salet: c'est l'appareil qui nous paraît le plus pratique pour effectuer promptement et exactement les séparations des gaz et des liquides absorbants, séparations qui constituent la principale difficulté des analyses de gaz.

En général les mesures sont faites sur les gaz séchés par une goutte d'acide sulfurique. Après l'absorption de l'oxyde de carbone par le chlorure cuivreux, il est nécessaire d'éliminer par un fragment de potasse les vapeurs chlorydriques introduites par le réactif. Les lec-

tures se font soit sur la cuve à mercure, soit
dans le mesureur de l'appareil de Doyère, qui
permet d'opérer toujours dans les mêmes conditions de pression. L'emploi de l'appareil
Doyère, ou de tout autre système de mesure
précise, est souvent nécessaire, car les doses
d'oxyde de carbone à retrouver dans les gaz du
sang sont en général assez faibles, et doivent
être déterminées avec quelque rigueur.

Pour compléter la démonstration, on reprend
le chlorure cuivreux qui a servi à l'absorption
de l'oxyde de carbone ; on l'introduit dans un
tube entièrement plein de mercure ; par l'addition d'un excès de potasse solide, on déplace
l'oxyde de carbone, et on constate si le gaz
brûle avec une flamme bleue.

Dans quelques cas, nous avons dosé l'oxyde
de carbone par combustion, au moyen de l'ex-
cellent eudiomètre de M. Riban. Toutefois cette
méthode ne paraît pas donner de résultats plus
précis que l'emploi du chlorure cuivreux.

---

## III

# POISONS VOLATILS, PHOSPHORE, ACIDE CYANHYDRIQUE, ETC.

———

Pour les essais préliminaires concernant le phosphore, on peut en général se contenter d'opérer sur une portion de l'estomac, de l'intestin et de leur contenu.

I. *Phosphore.* — La présence du phosphore est souvent presque démontrée à l'avance, par l'odeur des matières, par leur phosphorescence visible dans l'obscurité, par l'existence dans l'estomac ou l'intestin de phosphore en nature, ou de débris d'allumettes.

Les matières sont délayées dans l'eau, de manière à former une bouillie claire, additionnées d'acide tartrique, introduites dans un appareil distillatoire et chauffées à l'ébullition. Les vapeurs sont conduites dans un réfrigérant vertical placé au centre d'une caisse de bois noirci, dans la paroi antérieure de laquelle sont percés deux trous permettant de voir le tube du réfrigérant, à l'abri de toute lumière étrangère. On observe s'il se produit des lueurs phosphorescentes. On recueille en même temps le liquide entraîné à la distillation. Si le résultat est positif, la recherche est recommencée sur de nouveaux échantillons ; par des méthodes plus précises on essaie d'apprécier la quantité de phosphore. (méthode de Mitscherlich-Scherer ; — ébullition prolongée ; les vapeurs sont entraînées dans une solution de nitrate d'argent, etc.) Pour le détail de ces méthodes, nous renvoyons le lecteur aux traités spéciaux.

L'expertise est un peu plus délicate, lorsque l'analyse n'est faite qu'au bout d'un certain temps, et que le phosphore n'est plus à l'état libre, mais a déjà subi un commencement d'oxydation et s'est transformé en composés oxygénés. La méthode de Dussart et Blondlot donne alors de bons résultats. Elle consiste, comme on sait, à placer le mélange contenant les produits d'oxydation inférieurs du phosphore, dans un appareil dégageant de l'hydrogène pur : le gaz qui se produit, dans ces conditions, brûle avec une flamme caractéristique, verte dans sa partie centrale. L'orifice de dégagement doit être formé par un petit bec de platine percé d'un trou très fin (bout de chalumeau). La flamme verte peut être examinée au spectroscope : son spectre présente trois raies vertes, l'une en E, l'autre entre E et F, la troisième plus faible entre D et E.

Il est plus pratique d'opérer, non sur les matières elles-mêmes, mais sur le précipité noir préalablement obtenu en faisant passer dans du nitrate d'argent le gaz dégagé par le contact des matières suspectes avec du zinc pur et de l'acide sulfurique pur.

Cette méthode est fort sensible ; l'expert doit se rappeler que les hypophosphites, qui sont quelquefois employés en médecine, donnent la coloration verte dans le procédé Dussart et Blondlot, circonstance qui peut obliger à une certaine réserve dans les conclusions.

En résumé, la méthode de Mitscherlich, basée sur la phosphorescence, est de beaucoup la plus sûre : il convient donc de ne pas la négliger, et de pratiquer la recherche du phosphore le plus tôt possible après l'autopsie, avant que l'oxydation ait transformé le poison en composés d'oxydation sur lesquels la phosphorescence ne peut plus être observée.

Rappelons que certaines substances empêchent la phosphorescence, — notamment la térébenthine, souvent administrée comme contre-poison du phosphore, l'alcool, l'éther, l'ammoniaque, etc.

L'examen histologique du foie, et d'autres organes, qui dans l'empoisonnement par le phosphore, offrent des dégénérescences graisseuses, complète utilement les résultats de l'examen chimique.

II. *Acide cyanhydrique, cyanures.* — La recherche de l'acide cyanhydrique se fait à la suite de celle du phosphore : le liquide distillé provenant de l'opération précédente (recherche du phosphore par la méthode de Mitscherlich) est additionné d'un léger excès de potasse, de quelques gouttes d'un mélange de protosulfate et de persulfate de fer ; le précipité qui se forme est redissous dans la quantité strictement nécessaire d'acide chlorhydrique étendu, et l'on observe s'il reste un précipité de bleu de Prusse. Quand les quantités d'acide cyanhydrique sont faibles, il n'y a souvent qu'une coloration bleue ou verte : avec le temps, le précipité bleu se dépose en flocons. La réaction est extrêmement sensible ; la seule précaution à prendre est de n'employer que les proportions nécessaires de réactifs, de manière à ne pas noyer de faibles quantités de bleu de Prusse dans un excès de liquides inutiles.

Bien que cette réaction soit suffisante pour permettre un diagnostic certain, nous la complétons d'ordinaire par l'essai au sulfhydrate : une partie du liquide distillé est chauffée quelques instants avec une ou deux gouttes de sulfhydrate d'ammoniaque ; on chasse l'excès de sulfhydrate en faisant bouillir avec un peu d'acide chlorhydrique ; on filtre et on ajoute une trace de perchlorure de fer étendu. La présence de l'acide cyanhydrique est indiquée par une coloration rouge intense. Cette réaction n'est pas moins sensible que la précédente.

Le dosage de l'acide cyanhydrique se fait au moyen d'une liqueur titrée d'iode, par les procédés ordinaires. Ce dosage permet de constater la dissémination de l'acide cyanhydrique dans divers organes ; notamment, on en trouve très souvent de petites quantités dans le cerveau.

En résumé, la recherche de l'acide cyanhydrique ne présente aucune difficulté ; à la condition toutefois que l'examen chimique soit fait promptement, avant que les composés cyanhydriques contenus dans les viscères aient disparu par volatilisation, ou se soient transformés en produits de décomposition.

III. *Autres poisons volatils.* — D'autres substances toxiques peuvent être isolées par distillation : ce sont par exemple le chloroforme, l'acide phénique, les essences, etc. L'odeur du produit distillé donne souvent une indication précieuse sur la nature du corps cherché. Pour isoler et caractériser ces diverses substances, on doit recourir à des procédés spéciaux dont nous ne dirons que quelques mots. L'alcool est isolé par distillation fractionnée : on opère principalement sur le contenu de l'estomac ; l'excès d'eau est séparé par le carbonate de potasse et le liquide isolé est caractérisé par sa combustibilité, son point d'ébullition, etc. ; s'il s'agit seulement de retrouver des traces d'alcool, on peut recourir à diverses réactions sensibles, telles que : transformation en benzoate d'éthyle sous l'influence du chlorure benzoïque ; réduction du bichromate de potasse dissous dans l'acide sulfurique, transformation en iodoforme, etc. Ces deux dernières réactions d'ailleurs ne sont pas caractéristiques de l'alcool et s'appliquent à d'autres produits analogues, comme l'éther, l'acétone, etc.

Le chloroforme est rarement isolé en nature ; on le reconnaît en faisant passer dans les matières suspectes un courant d'air qui entraîne les vapeurs chloroformiques : celles-ci, dirigées dans un tube chauffé au rouge, produisent de l'acide chlorhydrique qu'on précipite à l'aide d'une solution de nitrate d'argent. Le même procédé s'applique à la recherche du chloral, qui se transforme en chloroforme par la distillation en présence de la soude. — L'acide phénique, séparé par distillation, est très aisément caractérisé par son odeur, par sa transformation en acide picrique ; on le dose volumétriquement, avec une solution titrée de brome, à l'état de tribromophénol. — La recherche des essences présente le plus souvent de grandes difficultés[1]. — La nitrobenzine se reconnaît

---

1. Voy. Dragendorff, *Traité de Toxicologie,* 2ᵐᵉ édition française.

encore à son odeur, et peut être transformée en aniline, qui donne avec la solution de chlorure de chaux une coloration bleue ou violette.

Plusieurs composés volatils (aniline, nitrobenzine, acide phénique, essences), sont aussi isolés par divers dissolvants, et se retrouvent au cours des opérations faites en vue de la recherche des alcaloïdes.

# IV

## DESTRUCTION DES MATIÈRES ORGANIQUES

Le résidu des viscères soumis à la distillation est ensuite consacré à la recherche des poisons minéraux.

Il s'agit à présent d'opérer la destruction des matières organiques ; opération souvent longue et pénible. Divers procédés peuvent être mis en œuvre.

Le plus simple consiste dans la calcination des matières : mais il n'est applicable que si l'on sait n'avoir à isoler aucun métal volatil au rouge : ce procédé est donc rarement mis en œuvre ; il est incompatible avec la recherche des deux poisons minéraux les plus importants, l'arsenic et le mercure.

Les méthodes de destruction par l'acide sulfurique et par l'acide nitrique, qui ont été modifiées de diverses façons, nous ont toujours paru d'une application assez délicate : l'opération est en général fort longue, si l'on veut arriver à une destruction totale des matières carbonées. Il se produit parfois une mousse abondante, ce qui nécessite l'emploi de vases de très grandes dimensions. Enfin on observe, dans certaines conditions, des déflagrations violentes qui ne sont pas toujours sans danger : nous connaissons un accident assez grave survenu à la suite d'une destruction de matières organiques, par l'acide nitrique et l'acide sulfurique.

La méthode de M. Gabriel Pouchet, que nous employons quelquefois, repose sur l'emploi combiné de l'acide nitrique, du bisulfate de potasse et de l'acide sulfurique : pour la description détaillée de cette méthode, nous renvoyons au *Traité de médecine légale*, de Legrand du Saulle, Berryer et G. Pouchet.

Reste le procédé au chlorate de potasse et à l'acide chlorhydrique, dit procédé de Frésénius et Babo, qui paraît aujourd'hui abandonné et qui cependant offre bien des avantages. C'est celui que nous utilisons de préférence ; mais nous n'avons gardé que le principe de la méthode, et nous avons modifié complètement le mode opératoire. Nous entrerons à ce sujet dans quelques détails.

On a fait au procédé de Frésénius et Babo le reproche de laisser perdre une certaine quantité d'arsenic qui peut être volatisée sous forme de chlorure : c'est un inconvénient qu'on évite sans peine en opérant dans un appareil distillatoire, et en prenant quelques précautions très simples pour isoler le chlorure d'arsenic entraîné. — On a fait remarquer encore que, par ce procédé, la destruction des matières organiques n'est pas totale : il est vrai qu'il est fort difficile, sinon impossible, d'arriver à une destruction complète du tissu cellulaire et des matières grasses. Mais on doit reconnaître que la destruction est suffisante pour que la presque totalité des matières minérales entre en dissolution ; la présence des matières grasses non détruites peut rendre le lavage des résidus un peu difficile et empêcher la dissolution d'une faible proportion des poisons minéraux qu'il s'agit de retrouver : toutefois cette proportion est certainement faible. Dans de semblables recherches, d'ailleurs, il importe, non pas d'arriver à une précision complète dans le dosage des éléments toxiques, mais de bien définir l'ordre de grandeur des quantités de poisons existant dans les viscères : il nous est indifférent de nous tromper de quelques centièmes en moins sur la valeur absolue du poids d'arsenic trouvé dans un organe ; si, de 500 grammes d'intestin, par exemple, nous isolons un milligramme d'arsenic, il nous importe peu de connaître cette valeur à 1/10 près ; une telle erreur ne modifierait pas les conclusions ; tandis qu'il est tout à fait indispensable de savoir si ces 500 grammes contiennent un poids d'arsenic voisin de 1 milligramme ou bien une valeur voisine de 1 centigramme.

Un autre reproche plus sérieux, à notre avis, peut être fait à la méthode au chlorate : lorsqu'on projette, dans la capsule ou dans la cornue contenant les matières délayées dans l'acide chlorhydrique, de petites quantités de chlorate de potasse, ce sel, tombant à la surface du liquide acide, s'y détruit immédiatement, et les gaz chlorés produits par sa décomposition s'échappent de la surface même du liquide sans avoir été en contact intime avec les matières qu'il s'agit de détruire : il en résulte qu'une forte proportion du chlorate et de l'acide sont employés en pure perte. Or, dans toute expertise toxicologique, il est utile de restreindre autant que possible les doses des réactifs nécessaires, d'abord parce que la présence d'un excès de corps étrangers peut compliquer les recherches ultérieures, ensuite parce que les réactifs eux-mêmes, quel que soit le soin apporté à leur purification, risquent d'introduire dans les matières des traces de produits toxiques.

Le mode opératoire que nous allons décrire nous semble obvier en partie à ces inconvénients[1]. Il consiste à faire agir le gaz chlorhydrique sur les matières à détruire, additionnées d'un excès de chlorate. Le dispositif est le suivant (fig. 4) :

Les viscères sont broyés, délayés dans l'eau, de manière à former une bouillie un peu fluide, introduits dans un grand ballon (de 3 à 4 litres

---

1. Méthode de J. Ogier.

dans les expériences habituelles). On ajoute au mélange un excès de chlorate de potasse pur : la proportion de chlorate nécessaire, par rapport au poids des viscères, ne peut être fixée avec précision ; parce que les doses d'eau con-

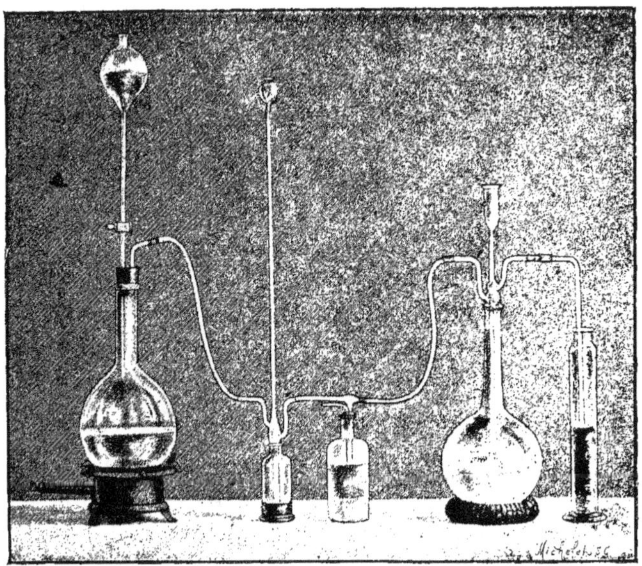

Fig. 4. — Destruction des matières organiques par le gaz chlorhydrique et le chlorate de potasse.

tenues dans ces viscères varient énormément selon leur état de dessiccation, c'est-à-dire selon le temps écoulé depuis la mort : cependant, d'une manière générale, on peut dire qu'il suffit d'employer une quantité de chlorate égale au huitième ou au dixième du poids des viscères. — Sur le col du ballon s'ajuste un rodage à l'émeri, qui porte un tube de sûreté, un tube destiné à l'arrivée du gaz chlorhydrique, et un tube abducteur.

L'appareil producteur du gaz chlorhydrique est formé d'un grand ballon, contenant de l'acide chlorhydrique liquide *pur*, dans lequel on verse goutte à goutte, par une ampoule à robinet, de l'acide sulfurique *pur*. Il y a lieu d'insister sur la nécessité d'employer, pour cette préparation, des acides purs, et notamment, exempts d'arsenic : nous avons vérifié que l'acide sulfurique arsenical dégage dans ces conditions un gaz contenant de l'arsenic. Le gaz dégagé traverse un flacon laveur contenant de l'acide chlorhydrique pur ; il passe ensuite à travers un robinet à trois voies, dont l'une des branches plonge dans un flacon rempli d'eau : cette disposition a pour but de permettre l'interruption immédiate du dégagement gazeux, lorsque l'expérience l'exige ; interruption qu'on obtient en tournant le robinet à trois voies de manière à condenser le gaz dans l'eau. De là, le courant gazeux est dirigé dans le ballon contenant les matières à détruire. Le tube abducteur de ce ballon communique avec une longue éprouvette pleine d'eau où sont condensés les traces de chlorure d'arsenic qui pourraient être entraînées.

Le fonctionnement de cet appareil est aisé à comprendre : lorsque la concentration de l'acide formé par la dissolution du gaz chlorhydrique dans le ballon est suffisante, le chlorate commence à se décomposer ; les gaz chlorés qui résultent de cette décomposition se forment au sein même de la masse qu'ils doivent détruire, et sont par conséquent plus complètement utilisés. Lorsque l'opération est tout à fait bien conduite, il ne se perd pas de chlore, l'atmosphère du ballon reste incolore et il n'en sort que de l'acide carbonique. — L'expérience demande toutefois à être surveillée de près. Nous avions quelques craintes, au début, de voir se produire des explosions d'acide chloreux ; nous avons observé en effet, mais très rarement, que les gaz produits pouvaient détonner à l'intérieur du ballon, avec un bruit très sourd, mais sans jamais causer aucun accident ; il faut, bien entendu, éviter d'appliquer la méthode à des liquides contenant de l'alcool ou autres produits du même genre ; il se produirait alors de véritables explosions. Le dégagement de gaz chlorhydrique doit être arrêté dès que l'on voit apparaître des vapeurs jaunes dans le ballon : l'attaque continue alors d'elle-même. Si la réaction est trop violente, on la modère en versant par le tube de sûreté de l'eau distillée froide, ou encore en refroidissant l'extérieur du ballon.

La destruction des matières organiques par

ce système est fort rapide ; dans notre appareil qui contient d'habitude 1,000 à 1,500 grammes de viscères, l'opération est terminée en moins d'une demi-heure. Les divers organes ne se détruisent d'ailleurs pas tous avec la même rapidité. Il est toujours très utile de les diviser au préalable en menus fragments. Les matières grasses restent en grande partie inaltérées ou transformées en composés chlorés.

## V

## ARSENIC, ANTIMOINE

On obtient ainsi une solution jaune, qu'on
filtre sur un filtre en papier : les matières grasses
restées sur le filtre sont triturées dans un mor-
tier et lavées à l'eau ; le nouveau liquide est
filtré, réuni au premier, ainsi que l'eau contenue
dans le flacon où se sont lavés les gaz dégagés,
et qui peut contenir des traces d'arsenic.

On détruit l'excès de chlore au moyen d'un
courant d'acide sulfureux gazeux ; l'emploi de
l'acide sulfureux a encore pour effet de réduire
l'acide arsénique à l'état d'acide arsénieux (dont
la précipitation par l'hydrogène sulfuré est plus
facile et plus prompte) ; nous produisons rapidement cet acide sulfureux en versant goutte à
goutte, par une ampoule à robinet, de l'acide
sulfurique pur sur du bisulfite de soude pur.
On élimine, par ébullition, l'excès de gaz sulfureux dissous. Dans le liquide final, en partie
neutralisé, s'il y a lieu, par l'ammoniaque, on
fait passer un courant lent d'hydrogène sulfuré.
pendant 10 ou 12 heures.

Qu'il y ait ou non des métaux toxiques précipitables par l'hydrogène sulfuré, il se forme toujours un précipité en majeure partie composé de soufre et de matières organiques. — Ce précipité est recueilli sur un filtre et divisé en deux parts dont l'une est employée à la recherche spéciale de l'arsenic et de l'antimoine. A cet effet, on traite le précipité par l'ammoniaque, qui dissout le sulfure d'arsenic (et aussi le sulfure d'antimoine, à la faveur de l'excès de soufre mêlé au précipité). La solution ammoniacale est filtrée et évaporée au bain-marie : elle laisse un résidu contenant encore du soufre. On l'oxyde par l'acide nitrique, dont on évapore l'excès au bain-marie. Il importe surtout de chasser totalement l'acide nitrique ; dans ce but on chauffe quelque temps le résidu, vers 150°, avec de l'acide sulfurique pur. La solution sulfurique finale est étendue d'eau ; elle peut alors être introduite dans l'appareil de Marsh.

L'appareil de Marsh que nous employons est formé par un flacon d'un litre, avec un bouchon rodé muni d'un tube à entonnoir (fig. 5). Le tube abducteur est prolongé par un tube large fixé par un rodage et contenant soit de la potasse (la potasse doit être évitée lorsqu'on veut rechercher l'antimoine), soit des fragments de chlorure de calcium, soit simplement des tampons de coton pour arrêter les gouttelettes liquides entraînées. Ce tube est relié à un tube plus étroit, en verre dur, dont une portion est chauffée vers le rouge sombre. Nous employons à cet usage une grille spéciale formée de six petits brûleurs et supportant une armature métallique dans laquelle se place une rigole en toile d'amiante où repose le tube de verre.

L'hydrogène est produit par du zinc pur et de l'acide sulfurique pur ; on y ajoute préalable-

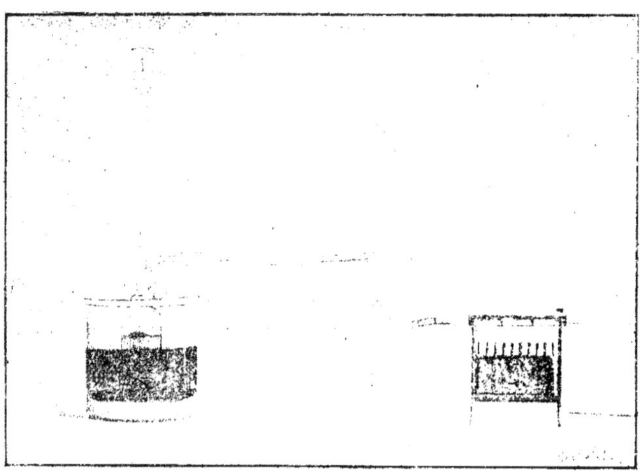

Fig. 5. — Appareil de Marsh.

ment une trace de chlorure de platine ; le vase est refroidi dans de l'eau. Il est inutile d'ajouter, qu'avant d'introduire la solution suspecte, on a eu soin de vérifier, en faisant fonctionner l'appareil à blanc, pendant une heure ou deux, que l'hydrogène qui se dégage est rigoureusement exempt d'arsenic. Il est bon d'ailleurs de conserver des provisions de tous les réactifs employés dans ces opérations, zinc, acide sulfurique, chlorate, acide nitrique, ammoniaque, sur lesquels ont été faits à l'avance les divers essais nécessaires pour démontrer leur pureté, spécialement en ce qui concerne l'arsenic.

Nous ne cherchons jamais à obtenir des taches, mais seulement des anneaux d'arsenic : en produisant des taches, par l'écrasement de la flamme, on perd une quantité inconnue d'arsenic : le dosage, si important dans les questions d'intoxication arsenicale, devient impossible. Pour être sûr de recueillir sous forme d'anneau à peu près la totalité de l'arsenic, il convient de conduire l'opération avec lenteur ; le mieux est de diluer assez fortement la solution sulfurique de manière à éviter tout dégagement brusque au moment des additions de liquide acide. Ces manipulations sont fort longues ; elles durent parfois douze et vingt-quatre heures consécutives. Lorsqu'il n'y a pas d'anneau nettement visible au bout d'une demi-heure de fonctionnement, nous admettons qu'il n'y a point d'arsenic.

Le dosage se fait très simplement en coupant la partie du tube qui contient l'anneau : on la pèse au dixième de milligramme ; on dissout l'anneau dans l'acide nitrique ; on sèche le tube et on pèse de nouveau ; la différence donne le poids de l'arsenic, que l'on calcule sous forme d'acide arsénieux ou d'arséniate de soude.

La solution nitrique de l'anneau est évaporée; on y caractérise l'arsenic en le transformant en arséniate d'argent ou par d'autres procédés sur lesquels il est inutile d'insister. La distinction entre les anneaux d'arsenic et ceux d'antimoine est très facile (transformation en arséniate d'argent, action de l'iode, action de l'hypochlorite de soude, action de l'hydrogène sulfuré, transformation des sulfures en chlorures dans un courant de gaz chlorhydrique). Une partie de la solution nitrique peut être convertie de nouveau en anneaux, que l'on conserve pour servir de pièces à conviction.

L'étude de la localisation de l'arsenic dans les différents organes présente dans la plupart des cas une importance capitale : lorsque l'analyse a démontré sur un échantillon moyen la présence de l'arsenic, il convient donc de répéter l'expérience en opérant séparément sur chaque viscère, souvent aussi sur les os, les muscles, la moelle, les cheveux, etc.

# VI

## MÉTAUX TOXIQUES

—

Le reste du précipité produit par l'hydrogène sulfuré est consacré à la recherche des poisons métalliques, dont les plus importants sont le plomb et le mercure. — L'analyse se fait par les procédés ordinaires, sur lesquels il nous paraît inutile d'insister.

*Electrolyse.* — L'électrolyse est quelquefois un moyen commode de séparation des poisons minéraux ; elle s'applique fort bien à la recherche du mercure.

L'appareil que nous employons est analogue à celui qui a été proposé par M. Riche pour le dosage électrolytique de divers métaux. Le liquide à électrolyser est contenu dans une grande capsule de platine, en communication avec le pôle positif d'une pile faible. L'électrode négative est formée par un disque de platine : pour la recherche du mercure, on remplace ce disque par des fils d'or disposés autour d'un point central dans un plan horizontal. En chauffant ces fils dans des tubes de verre, on volatilise le métal toxique, qu'on achève de caractériser en le transformant en biiodure rouge, sous l'action de la vapeur d'iode.

# VII

## ACIDES, ALCALIS

———

Les empoisonnements par les acides forts ou les alcalis caustiques sont en général faciles à reconnaître ; les lésions de la bouche, du tube digestif, — brûlures ou eschares noirâtres (acide sulfurique ou chlorhydrique), jaunâtres ou orangées (acide nitrique), — sont assez caractéristiques, pour mettre immédiatement l'expert sur la voie du poison à rechercher. Les réactions chimiques qui permettent de mettre en évidence la nature de cette classe de poisons irritants sont trop connues pour qu'il soit nécessaire de les rappeler ici.

# VIII

## ALCALOÏDES

La recherche des alcaloïdes végétaux consti-
tue le problème le plus délicat des expertises
toxicologiques.

Un grand nombre de procédés ont été propo-
sés pour l'extraction des alcaloïdes contenus
dans des viscères ; la plupart permettent d'isoler assez sûrement les alcaloïdes en général ;
mais les résidus obtenus contiennent, en même
temps que les bases végétales toxiques, des alcalis normalement produits par la putréfaction,
des ptomaïnes, dont il est fort difficile, sinon
impossible, d'éviter complètement la présence.
Nous reviendrons plus loin avec détails sur cette
question grave de l'influence des ptomaïnes et
des causes d'erreur qu'elles peuvent entraîner
dans la recherche médico-légale des alcaloïdes
végétaux.

*Méthode d'extraction.* — Le procédé d'extraction que nous suivons d'ordinaire est une combinaison de la méthode de Stas et de celle de
Dragendorff.

La méthode de Stas consiste, comme on sait, à traiter les matières par l'alcool additionné d'acide tartrique ; les alcaloïdes entrent en dissolution ; la solution alcoolique est évaporée, le résidu est épuisé par l'éther, en présence du bicarbonate de soude. Les résidus laissés par l'évaporation de l'éther sont purifiés et soumis à l'action de divers réactifs propres à déceler les alcaloïdes toxiques. — La méthode de Stas a cet inconvénient de réunir tous les alcaloïdes dans un unique dissolvant ; on n'a donc, une fois le résidu obtenu, aucune indication préliminaire sur la nature du poison à chercher. Ce reproche peut s'appliquer à la plupart des autres procédés.

M. Dragendorff, le savant professeur de Dorpat, s'est préoccupé de cet inconvénient et a imaginé une méthode basée sur l'emploi de plusieurs dissolvants successifs ; il a pu arriver ainsi à séparer les alcaloïdes en groupes, ce qui rend leur caractérisation plus facile. Le procédé de Dragendorff consiste essentiellement à amener les alcaloïdes sous forme de solution acide, à épuiser successivement cette solution par le pétrole, par la benzine, par le chloroforme ; à rendre ensuite la solution alcaline, et à l'épuiser de nouveau par le pétrole, par la benzine, par le chloroforme, par l'alcool amylique. Les séparations ne sont pas absolument rigoureuses ; néanmoins on arrive par cette méthode à établir

des groupements d'alcaloïdes, et à simplifier
ainsi les expériences définitives à faire sur cha-
cun des résidus laissés par l'évaporation des
divers dissolvants. La méthode de Dragendorff
nous paraît donc constituer un progrès sérieux.
L'un de ses principaux inconvénients réside dans
la production des émulsions épaisses, souvent
très difficiles à séparer, qui se produisent par
l'agitation des liquides avec les dissolvants.

La marche que nous avons adoptée, basée sur
les deux méthodes précédentes, est longue et
compliquée dans son application générale ; c'est-
à-dire dans le cas d'une expertise où aucun renseignement n'est fourni sur la nature du poison
à rechercher ; il est bien entendu qu'elle peut
être notablement simplifiée, lorsque, d'après les
indications acquises par l'instruction, on sait
d'avance à peu près dans quel sens doivent être
dirigés les essais.

Les matières sont broyées dans un hachoir,
additionnées d'environ leur poids d'alcool à 90°,
et acidulées par l'acide tartrique ou par l'acide
citrique. Le mélange est abandonné pendant
vingt-quatre heures, à une température de 50°
ou 60 degrés. Au bout de ce temps, on sépare le
liquide alcoolique, en filtrant d'abord, et en
pressant[1] ensuite énergiquement la masse pâ-

1. La presse Samain est fort commode pour cet usage ; elle

teuse. On filtre de nouveau pour séparer des matières grasses en suspension. On élimine ensuite une partie de l'alcool par distillation. Cette distillation s'opère au bain-marie, dans une cornue traversée par un courant rapide d'acide carbonique ; l'emploi du gaz carbonique a pour but d'activer l'évaporation, et surtout d'empêcher une élévation trop grande de température. La distillation est arrêtée lorsqu'on a recueilli environ la moitié de l'alcool employé.

On continue l'évaporation dans le vide sec, jusqu'à ce que le liquide ait pris une consistance de masse pâteuse[1].

permet d'obtenir des pressions suffisamment énergiques pour qu'il soit inutile de renouveler les épuisements alcooliques.

1. L'évaporation dans le vide de ces masses considérables de liquide (souvent plus d'un litre) est, comme l'on sait, longue et fastidieuse. Nous avons adopté les dispositions suivantes, qui nous semblent assez pratiques :

Nos cloches à vide ont, à leur base, un bord rodé large d'environ trois centimètres ; cette large surface de contact entre la platine et la cloche permet d'employer, pour le graissage, de la vaseline (vaseline brune ordinaire), au lieu du suif dont on se sert habituellement : ce qui offre quelques avantages : la vaseline s'étale facilement, avec un couteau de bois, sur le rebord des cloches ; le nettoyage des cloches et des platines est très aisé ; l'occlusion est aussi parfaite qu'avec le suif, — mais seulement à la condition d'employer des cloches à large rebord ; — les fuites, s'il y en a, s'aperçoivent aisément, par les fissures qui se produisent dans la couche transparente comprise entre le bord de la cloche et le plan de verre. — Un tour de main très simple permet de séparer sans peine la cloche de la platine : opération qui est quelquefois difficile avec le suif. — Par les grandes chaleurs la vaseline devient un peu trop fluide pour cet usage ; en

Cette masse est reprise par de l'eau alcoolisée ; on filtre et on ajoute au liquide filtré de l'alcool jusqu'à ce qu'une nouvelle addition ne détermine plus de précipité. On évapore l'excès d'alcool au bain-marie dans un courant d'acide carbonique. Le liquide aqueux et acide (qui généralement a un volume de 500 à 800 cent. cubes) est alors épuisé à deux ou trois reprises par de l'éther de pétrole ; on emploie chaque fois un volume de pétrole à peu près égal au volume du liquide. Dans cet épuisement, il se produit assez souvent une émulsion assez persistante.

ce cas, il est bon d'y dissoudre à chaud un peu de paraffine. — Les cloches ont vers le bas une tubulure latérale, où se fixe un robinet de verre sur une monture rodée : cette disposition est la meilleure ; elle n'offre pas les inconvénients des robinets placés au sommet des cloches (chutes, dans les liquides à évaporer, de petits corps étrangers entraînés avec le courant d'air, quand on ouvre le robinet), ni les difficultés de construction des robinets portés par la platine. Les liquides à évaporer sont étalés sur une grande surface, dans des capsules plates ou dans de très larges verres de montre superposés. Pour avoir aussi une grande surface desséchante d'acide sulfurique, nous superposons dans un cristallisoir cinq ou six plateaux de plomb, formant des sortes de cuvettes très basses, de trois à quatre millimètres de profondeur ; l'ensemble des plateaux contient environ un litre d'acide ; on les remplit jusqu'à les faire déborder. A mesure que l'hydration de l'acide s'effectue, la couche fortement aqueuse qui se forme à la surface déborde des plateaux et tombe dans le cristallisoir ; on conserve ainsi à la surface de chaque cuvette une couche d'acide relativement concentré, dont l'action desséchante dure assez longtemps. Dans ces conditions, l'acide étant renouvelé une fois par vingt-quatre heures, on arrive à évaporer complètement, dans une seule cloche, un litre de liquide, en trois ou quatre jours.

On arrive quelquefois à la résoudre par une légère addition d'alcool ; il vaut mieux jeter le tout sur filtre placé sous une cloche et attendre quelques heures ; l'émulsion se sépare peu à peu[1]. La plus grande partie des matières grasses se trouve éliminée par le traitement au pétrole. Si ce traitement a été fait avec soin, aucune émulsion n'est à craindre avec les dissolvants qui seront ultérieurement employés. Les alcaloïdes que pourrait enlever le pétrole n'ont que peu d'intérêt au point de vue des expertises toxicologiques (pipérine, capsicine). A moins d'indications spéciales, la solution pétrolique pourra donc être laissée de côté. On se rappellera néanmoins que le pétrole peut avoir dissous le phénol, l'acide picrique, les huiles essentielles, le camphre, la matière colorante du safran, cette dernière fort importante dans l'étude des empoisonnements par le laudanum, etc.[2].

---

1. Voir Dragendorff, *Traité de Toxicologie,* note p. 200.

2. Le produit désigné dans le commerce sous le nom de pétrole léger, éther de pétrole, est de composition très variable. D'ordinaire il renferme des quantités sensibles de carbures bouillant au dessus de 100° ; plus souvent encore des carbures à point d'ébullition très bas, qui rendent le maniement de ce liquide incommode ou même dangereux. — Nous nous servons de préférence d'un pétrole toujours identique, bouillant vers 68°, et offrant les propriétés de l'hydrure d'hexyle ; le produit peut s'obtenir aisément et à un prix assez bas, par la distillation des pétroles d'Amérique. Son inflammabilité n'est pas excessive, et son point d'ébullition est assez bas pour qu'on puisse l'évaporer rapidement au bain-marie.

Le liquide aqueux est alors additionné d'un excès de bicarbonate de soude, et épuisé complètement et à plusieurs reprises par l'éther, — comme dans la méthode de Stas. Tous les alcaloïdes importants sont dissous par l'éther, à l'exception cependant de la morphine, fort peu soluble dans ce dissolvant, et pour laquelle un traitement spécial, par l'alcool amylique, est nécessaire.

C'est sur ce liquide éthéré, obtenu en somme par la méthode de Stas, que nous appliquons la méthode de Dragendorff. A cet effet, l'éther est éliminé par distillation au bain-marie ; il reste une solution aqueuse d'un petit volume, de 100 à 150 cent. cubes par exemple s'il est nécessaire, on ajoute un peu d'eau) ; on la rend acide, et on l'épuise successivement par le pétrole, par la benzine, par le chloroforme ; on la rend ensuite alcaline avec un peu d'ammoniaque, et on l'épuise de nouveau, par le pétrole, par la benzine, par le chloroforme, par l'alcool amylique. En résumé, notre procédé consiste, on le voit, à isoler les alcaloïdes en bloc au moyen de l'éther en présence du bicarbonate de soude, puis à appliquer la méthode de séparation sur le résidu aqueux laissé par l'évaporation de l'éther ; ce mode opératoire a cet avantage que les épuisements successifs par les divers dissolvants s'effectuent sur un très petit volume de liquide, déjà purifié d'ailleurs de la majeure partie des substances étrangères qui pouvaient gêner l'extraction.

Les dissolvants sont filtrés et séparés avec soin des gouttelettes d'eau entraînées. S'il y a lieu, on les évapore partiellement au bain-marie : de préférence on les abandonne à l'évaporation spontanée, dans un petit nombre de verres de montre, cinq à six pour chaque dissolvant[1].

Dans le liquide primitif, épuisé par l'éther, il peut rester de la morphine ; on l'épuise par l'alcool amylique. Cette solution amylique est réunie à l'alcool amylique employé précédemment. Comme l'évaporation de ce liquide serait assez pénible, on en extrait l'alcaloïde par agitation avec quelques gouttes d'acide chlorhydrique étendu. La solution chlorhydrique est évaporée à sec dans le vide sur de la chaux vive. Le résidu ainsi obtenu contient d'ordinaire du chlorhydrate d'ammoniaque, qui gêne certaines réactions colorées ; il est bon de le purifier par dissolution de l'alcaloïde dans de l'alcool rigoureusement absolu.

D'après les expériences de divers auteurs, et notamment d'après celles de Dragendorff et de

---

1. L'appareil ci-contre (fig. 6), qui n'a pas besoin d'explication, est un bain-marie destiné à chauffer des verres de montre ; il peut servir au cas où l'on voudrait obtenir une évaporation prompte des dissolvants. Ce bain-marie est entièrement clos, et ne dégage point de vapeur d'eau, ce qui présente quelques avantages pour la dessication des résidus.

ses élèves, voici quels sont les groupements
d'alcaloïdes établis par l'emploi des dissolvants

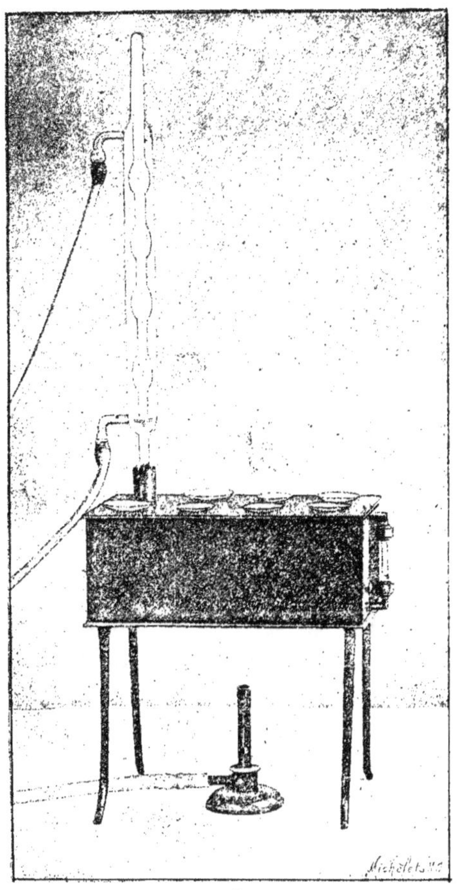

Fig. 6. — Bain-marie.

successifs (nous laissons de côté le pétrole provenant de l'épuisement en solution acide, dont il a été déjà parlé). Nous ne citons que les alcaloïdes importants :

1° Dans la benzine (solution acide) doivent se trouver : la caféine, la colchicéine, la digitaline ;

2° Dans le chloroforme (solution acide) : la cinchonine, la papavérine, la narcéine, la colchicine ;

3° Dans le pétrole (solution alcaline) : la quinine, la strychnine, l'aconitine, la brucine, la vératrine, la nicotine, l'aniline, etc. ;

4° Dans la benzine (solution alcaline) : l'atropine, la strychnine, la quinine, la narcotine, la codéine, la thébaïne, la brucine, la vératrine ;

5° Dans le chloroforme (solution alcaline) : la morphine, la cinchonine, la papavérine, la narcéine ;

6° Dans l'alcool amylique (solution alcaline) : la morphine, la solanine, la narcéine.

On voit, d'après ce résumé, que les mêmes alcaloïdes figurent parfois dans deux groupes différents ; c'est dire que les séparations ne sont pas rigoureuses. Si imparfaites qu'elles soient, ces séparations sont fort utiles, puisqu'elles donnent des indications sur le genre d'alcaloïdes qu'il y a lieu de rechercher dans tel ou tel résidu.

D'ailleurs, répétons-le, cette méthode générale ne doit être employée que dans le cas où l'on n'a aucun renseignement sur la nature du poison ; le plus fréquemment, lorsqu'il y a eu intoxication par un alcaloïde, des symptômes parfois assez nets ont été constatés avant la mort ; les indications recueillies par l'instruction, — indications qui, en France du moins, sont toujours communiquées aux experts, — montrent donc la marche à suivre. Si nous apprenons, par exemple, que la mort a été précédée de convulsions tétaniques, nous chercherons spécialement à isoler la strychnine ; la méthode générale pourra alors être de beaucoup simplifiée.

*Réactifs des alcaloïdes.* — Les réactifs des alcaloïdes sont de deux ordres : les uns généraux, les autres spéciaux. Les traités de toxicologie mentionnent un grand nombre de réactifs généraux, c'est-à-dire donnant des précipités avec tous, ou à peu près tous les alcaloïdes. Ce sont, par exemple, l'iodure de potassium ioduré, l'iodure de cadmium et de potassium, l'iodure de bismuth et de potassium, l'acide phosphomolybdique, l'acide phosphotungstique, le chlorure d'or, le chlorure de platine, le bichromate de potasse, le tannin, l'acide picrique, et d'autres encore. Nous ne saisissons pas bien l'utilité d'effectuer tant de réactions générales, qui n'ont d'autre objet que démontrer la présence d'un alcaloïde, et ne permettent pas de dire quel est cet alcaloïde. Certes, il y a bien quelques différences dans la manière dont se comportent les alcaloïdes vis-à-vis de ces divers réactifs ; mais ces différences sont peu significatives, surtout lorsqu'on opère, comme c'est presque toujours le cas en toxicologie, sur des poids de matière extrêmement faibles. Ce qui est intéressant, c'est de savoir s'il y a un alcaloïde dans le résidu étudié : un ou deux réactifs généraux suffisent amplement à cet effet. Nous n'employons donc d'ordinaire que le réactif de Mayer[1] (iodure double de mercure et de potassium) et le réactif de Bouchardat[2] (iodure de potassium ioduré) ; tous deux sont d'une extraordinaire sensibilité, principalement le second. Le réactif de Mayer donne avec les alcaloïdes des précipités blancs, jaunâtres, ou jaune-clair, — sans que d'ailleurs les différences de coloration puissent permettre des distinctions utiles — (il y aurait peut-être lieu d'étudier de plus près qu'on ne l'a fait jusqu'ici ces précipités et notamment de noter les formes cristallines des iodomercurates d'alcaloïdes, qui peuvent se dissoudre et cristalliser dans l'alcool). — Le réactif de Bouchardat fournit des précipités brun-kermès,

---

1. Ce réactif se prépare en dissolvant dans l'eau 13 gr. 546 de bichlorure de mercure, 49 gr. 8 d'iodure de potassium, eau, q. s. pour faire un litre.

2. On dissout dans un peu d'eau 16 à 18 grammes d'iodure de potassium et 12 gr. 70 d'iode, et on complète un litre.

d’aspects à peu près identiques. Pour constater la présence d’un alcaloïde au moyen de ces réactifs généraux, on opère sur le résidu dissous dans quelques gouttes d’acide chlorhydrique étendu.

Nous ne voulons pas entrer dans le détail des nombreuses réactions spéciales qui servent à distinguer les alcaloïdes. Disons quelques mots seulement des réactifs les plus fréquemment employés.

Le réactif de Fröhde est une solution de molybdate de soude dans l’acide sulfurique (un centigramme de molybdate par centimètre cube d’acide sulfurique) ; il sert principalement à reconnaître la morphine, avec laquelle il donne une coloration violette très sensible ; d’autres alcaloïdes fournissent aussi des colorations plus ou moins nettes.

Le sulfovanadate d’ammoniaque, réactif proposé il y a quelques années par M. Mandelin, (1 p. 100 de vanadate dans 200 p. d’acide sulfurique), donne avec la strychnine une coloration violette intense, devenant rouge par addition d’eau ou de potasse ; c’est un caractère très sensible de cette substance ; d’autres alcaloïdes produisent avec le sulfovanadate des colorations diverses, souvent assez précises, notamment la colchicine qui prend une teinte vert-olive.

Le sulfosélénite d’ammoniaque (1 partie de sélénite dans 20 p. d’acide sulfurique), réactif signalé par M. Lafon, colore en vert pur la codéine, et en vert un peu olive, la morphine (voir p. 89).

L'acide azotique de densité 1.4, sert à reconnaître la colchicine qu'il colore en violet; la morphine, en rouge orangé; la brucine, en rouge vif.

Pour l'atropine, le meilleur caractère consiste à chauffer le résidu avec un peu d'acide nitrique fumant, et à traiter le résidu sec par la potasse alcoolique qui détermine l'apparition d'une teinte violette.

La digitaline se reconnaît en chauffant légèrement le résidu avec un mélange d'acide sulfurique et d'alcool ; puis en ajoutant une trace de perchlorure de fer, qui produit une teinte verte (voy. p. 88.)

Signalons encore le mélange de bichromate de potasse et d'acide sulfurique, celui d'oxyde de cérium et d'acide sulfurique (colorations violettes avec la strychnine ; le perchlorure de fer (coloration bleue avec la morphine ; l'acide iodique (réduction par la morphine : le réactif de Brouardel et Boutmy (réduction du ferricyanure, précipité bleu par addition d'un sel ferrique), employé comme caractère général des ptomaïnes, etc.

Nous reviendrons plus loin sur le degré de confiance qu'il convient d'accorder à ces réactions, à propos d'un travail sur l'influence des ptomaïnes dans la recherche médico-légale des alcaloïdes (voir p. 117).

*Expérimentation physiologique.* — Les caractères tirés des réactions chimiques doivent être complétés, s'il est possible, par l'expérimentation physiologique, faite sur des animaux ou même sur l'homme, avec les résidus d'extraction. Ces réactions physiologiques s'appliquent par exemple à la recherche de la strychnine, l'atropine, la vératrine, la cantharidine, la cocaïne. Signalons les principales expériences de ce genre utilisables en toxicologie. Pour la strychnine, on injecte sous la peau d'une grenouille le liquide suspect, et on observe au bout de peu de temps des convulsions tétaniques. La grenouille est, vis-à-vis de cet alcaloïde, un réactif merveilleusement sensible. La brucine produit des résultats à peu près identiques. Les tracés myographiques peuvent être pris au moyen des appareils enregistreurs de Marey, et être conservés pour servir de pièces à conviction. — L'atropine détermine des dilatations de la pupille ; — la cocaïne, une insensibilisation particulière des muqueuses, que l'expert peut observer sur lui-même, en déposant sur sa lèvre la matière à examiner ; c'est jusqu'ici le meilleur et presque seul caractère spécifique de cet alcaloïde ; — la vératrine détermine chez la grenouille un allongement très marqué de la courbe de la contrac-

tion musculaire ; — la digitaline ralentit les bat-
tements du cœur, — la cantharidine appliquée
sur la peau produit un effet vésicant, etc. — Il
est d'ailleurs nombre d'alcaloïdes pour lesquels
l'expérimentation physiologique, au moins dans
les conditions habituelles des expertises, ne donnerait que des renseignements insuffisants, et inférieurs, comme valeur démonstrative, à ceux
tirés de l'analyse chimique.

# IX

## TACHES DE SANG

La recherche des taches de sang sur des vêtements, linges ou objets divers, se fait, comme
on sait, par divers procédés. — Le plus simple
serait peut-être l'examen spectroscopique des
bandes d'absorption qui caractérisent la matière colorante du sang. Lorsque les taches ont
une certaine étendue, sont d'origine récente et
se dissolvent facilement dans l'eau, l'emploi du
spectroscope fournit en effet des résultats très
prompts et très sûrs. Toutefois on doit reconnaître qu'on a rarement l'occasion d'utiliser le
spectroscope : car, le plus souvent, l'expertise
porte sur des taches de très petites dimensions,
anciennes et desséchées, dont la matière colorante est altérée et très difficilement soluble.

Il ne nous paraît pas d'ailleurs que l'usage des
instruments dits « microspectroscopes » soit
beaucoup plus pratique que celui du spectroscope ordinaire, ni qu'ils permettent l'emploi
de quantités sensiblement moindres de liquide.

Nous n'insisterons pas sur le mode d'examen
spectroscopique du sang : mentionnons seule-

ment que nous avons quelquefois employé avec avantage, pour examiner sous une grande épaisseur des solutions de petit volume et faiblement colorées, des morceaux de tubes plats, terminés par des rebords rodés et fermés par de petites glaces, à peu près comme les tubes de polarimètre (fig. 7) : ces tubes étaient examinés dans le sens de leur longueur, la section allongée du tube étant placée contre la fente du

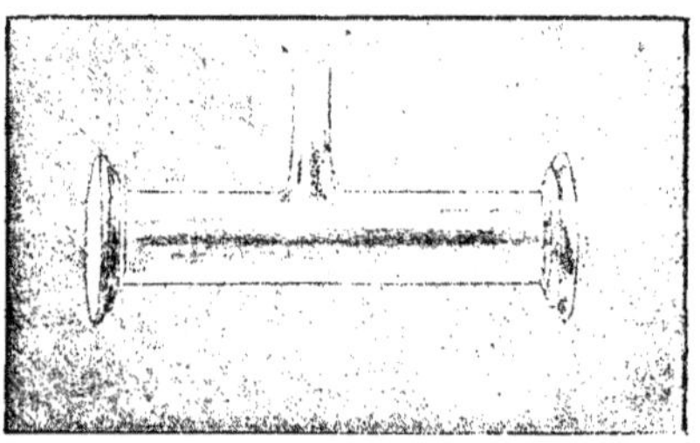

*Fig. 7.* — Tube pour l'examen spectroscopique du sang.

spectroscope : avec un centimètre cube de liquide, on peut avoir ainsi une épaisseur de cinq ou six centimètres, et reconnaître les bandes d'absorption de l'hémoglobine sur des solutions même extrêmement étendues.

L'épreuve par la teinture de gaïac et l'essence de térébenthine est aujourd'hui abandonnée par beaucoup d'expérimentateurs ; on reproche avec raison à cette réaction de n'être pas caractéristique et de s'appliquer à des substances autres que le sang. Nous utilisons cependant très fréquemment cette réaction, parce qu'elle est d'une sensibilité extrême : lorsqu'elle n'a pas donné de résultat positif, on peut être à peu près sûr que les autres procédés de recherche n'en donneront pas davantage, et que la tache examinée n'est point formée par du sang.

La teinture de gaïac est fort commode pour l'application du procédé dit « des empreintes » : le fragment d'étoffe à étudier est comprimé pendant quelques minutes entre des doubles de papier à filtre blanc, mouillé d'eau distillée : la tache transporte son empreinte sur le papier, qu'on humecte ensuite avec de la teinture de gaïac et de l'essence de térébenthine : s'il y a du sang, il se produit une teinte bleue ou bleu verdâtre, presque immédiatement. La teinte est d'un bleu plus pur et la réaction plus sensible, lorsque la solution alcoolique de gaïac est récente. Il importe d'observer que la teinte doit apparaître promptement : à la longue, un bleuissement faible du papier se produit presque toujours, même en l'absence de toute trace de sang.

Le caractère le plus fréquemment employé pour reconnaître les taches de sang, est la réaction des cristaux d'hémine ; cette réaction consiste à dissoudre la tache dans l'eau, à évaporer à une très douce chaleur, sur une lame de verre, la solution préalablement additionnée d'une trace de chlorure de sodium, puis à chauffer le résidu à diverses reprises avec de l'acide acétique cristallisable. On examine ensuite la préparation au microscope : les cristaux caractéristiques d'hémine sont aisément reconnaissables à leur forme et à leur couleur : c'est là une preuve excellente de la présence du sang : la réaction est d'ailleurs fort sensible et applicable même à des taches très anciennes et très altérées dont il serait fort difficile de reconnaître la nature par tout autre procédé.

Cette opération présente une petite difficulté : lorsqu'on verse sur le résidu sec des gouttes d'acide acétique cristallisable, ces gouttes s'étalent sur la lame, et entraînent la matière en formant une tache d'une grande surface dont l'examen ultérieur au microscope devient extrêmement long : avec un peu d'habileté, on évite cet inconvénient en chauffant doucement la lame

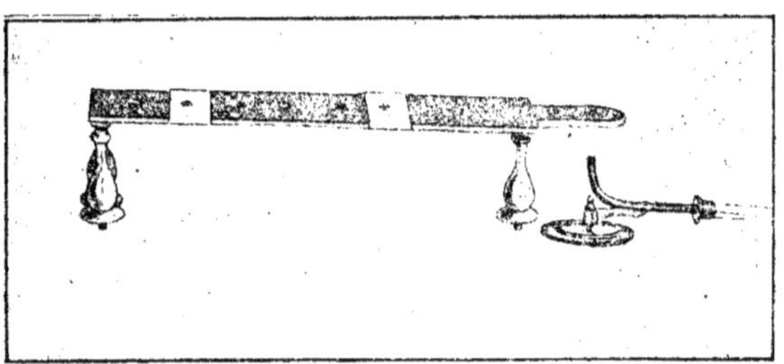

Fig. 8. — Table chauffante.

autour du résidu où est déposée la goutte d'acide. Pour rendre cette opération plus facile, nous avons fait construire par M. Wiessnegg une pe-

tite table chauffante (fig. 8), en cuivre nickelé,
portée sur trois vis calantes, et percée d'une série
de trous circulaires d'un centimètre de diamètre :
la lame qui porte la matière à traiter par l'acide
acétique est placée de telle sorte que le résidu
soit au-dessus de l'un des trous circulaires : la
goutte d'acide versée sur ce résidu s'évapore
lentement, et ne dépasse pas les bords du
cercle, ceux-ci étant à une température plus éle-
vée que le centre. Grâce à ce dispositif, on obtient sans peine des préparations n'occupant
qu'une faible étendue, et dont l'examen microscopique est par suite plus facile et plus rapide.

La recherche microscopique des globules
sanguins fournit aussi d'excellents résultats,
lorsque les taches ne sont pas trop anciennes et
les globules pas trop altérés. Parmi les nombreux liquides conservateurs des globules indiqués pour ces sortes de préparations, nous
employons de préférence celui dont la formule a
été indiquée par M. le docteur Vibert[1], formé
de : Eau 100. Chlorure de sodium 2. Bichlorure
de mercure 0,5.

La question si souvent posée aux experts :
« Les taches observées ont-elles été formées par
sang humain ? » reste toujours sans réponse :
on doit reconnaître que nous n'avons jusqu'ici

---

1. Voir Ch. Vibert, *Précis de médecine légale,* 2ᵉ édition.
Paris, 1889.

aucun procédé certain pour reconnaître le sang d'homme du sang des mammifères. Tout ce que nous savons faire, c'est de distinguer, d'après leur forme elliptique, les globules du sang d'oiseau, de poisson, de batracien : Cette distinction a quelquefois son intérêt : c'est ainsi que, dans une expertise récente, nous avons pu constater que des taches de sang trouvées sur les sabots d'un homme inculpé d'assassinat étaient formées par du sang d'oiseau.

# X

## PHOTOGRAPHIE

La photographie est aujourd'hui d'une application fréquente dans les expertises légales. La plaque sensible est souvent un moyen précieux d'investigation, et permet de résoudre un certain nombre de problèmes intéressants : reproduction d'écritures effacées où la photographie fait reparaître les traces de caractères invisibles à l'œil ; reproduction de fausses signatures, de fausses monnaies, dont les imperfections sont mises en évidence par l'agrandissement photographique. La photographie nous permet enfin de conserver des pièces à conviction d'une véracité indiscutable : blessures, pièces anatomiques diverses, cadavres ; l'addition de pareils documents au rapport de l'expert rend souvent les descriptions plus rapides et plus aisément compréhensibles.

L'étude de ces applications de la photographie n'a pas été négligée au Laboratoire[1].

1. Nous saisissons cette occasion pour remercier, ici, M. E. Dugast, attaché au Service photographique de la Préfecture de

*Photographie de cadavres.* — En ce qui concerne les photographies de cadavres, la principale difficulté est de placer le sujet devant un fond convenable, et dans une position qui mette bien en évidence les régions intéressantes à reproduire.

Le seul procédé pratique nous paraît être de laisser le cadavre sur un plan horizontal : nous avons donc fait construire un grand appareil dont l'objectif a son axe dans un plan vertical, et passe au travers d'un trou percé dans la planchette du pied de l'appareil : cette disposition très simple semble préférable à l'emploi de prismes à réflexion totale, ou autres appareils analogues. Le cadavre est alors placé entre les trois tiges du pied, qui est nécessairement d'une assez grande hauteur. La mise au point, faite du haut d'une échelle, est, il faut le dire, assez incommode.

Ce système donne toutefois de bons résultats, et il s'applique à la reproduction photographique d'un grand nombre d'objets qu'il est impossible ou difficile de disposer dans un plan vertical : têtes, fragments d'organes, ossements, etc. Pour éviter les ombres portées, souvent gênantes, nous avons l'habitude de placer les pièces à photographier sur une grande plaque

police, qui nous prête dans toutes les études de ce genre un concours aussi intelligent que désintéressé.

de verre horizontale et fixée à quelque distance
du fond, à un mètre par exemple.

*Photographie microscopique.* — La photographie microscopique est aussi, en chimie légale,
l'objet d'applications intéressantes et nombreuses : elle nous fournit un moyen peu coû-
teux et absolument fidèle de représenter des
objets divers, tels que spermatozoïdes, globules
sanguins, cristaux d'hémine, produits chimiques variés résultant de réactions effectuées
sur de très petites quantités de matière ; préparations histologiques montrant l'altération des
tissus sous l'influence de certains poisons, etc.

Un grand nombre d'appareils destinés à la
photographie microscopique, la plupart fort
compliqués, ont été décrits dans ces derniers
temps. Celui que nous représentons ici (fig. 9) a
été construit sur nos indications par M. Vérick.
Il est d'une extrême simplicité et rappelle l'appareil de M. Yvon. Le pied est celui d'un microscope ordinaire, avec ses diverses pièces acces-
soires, condenseurs et diaphragmes. Sur le plan
même de la platine se glissent de petits diaphragmes supplémentaires, qui servent à supprimer toute lumière inutile autour de la portion
de préparation à photographier. Le pied et la
chambre sont rejoints par un soufflet. La plaque
sensible peut être fixée à des hauteurs variables
selon l'agrandissement que l'on veut obtenir.

La partie supérieure est reliée au socle en fonte,
par quatre tiges métalliques qui donnent une
grande stabilité. Dans tout appareil de ce genre,
la condition indispensable, — condition qui n'est

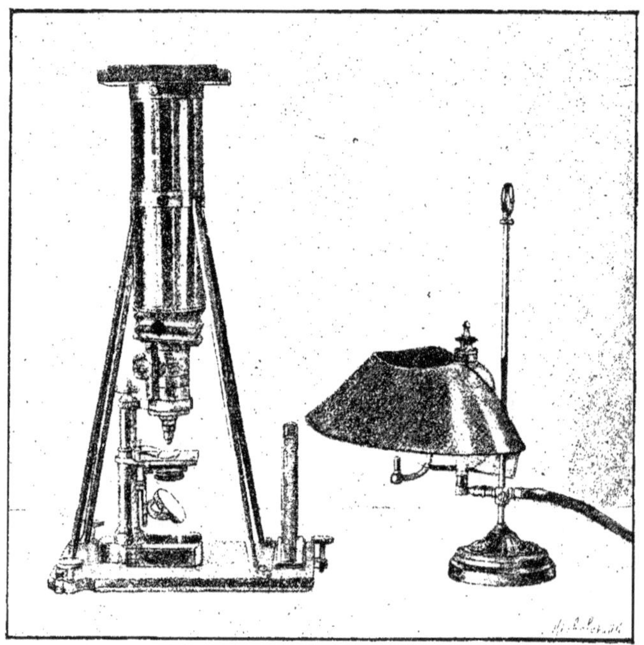

Fig. 9. — Appareil pour la photographie microscopique.

pas toujours observée, — est que la chambre et
le pied portant l'objectif ne soient pas solidaires
l'un de l'autre : car, si de petits mouvements de
la chambre ne sont pas d'une extrême importance, il n'en est pas de même, lorsque ces
petits mouvements peuvent se transmettre à
l'objectif, qui les amplifie nécessairement. L'ap-

pareil que nous signalons est fort bien construit sous ce rapport, et les images obtenues peuvent être d'une grande netteté, même lorsque l'instrument repose sur une base assez peu stable, telle qu'une table de laboratoire.

En général nous supprimons l'oculaire : dans quelques cas, l'emploi de l'oculaire à projection de Zeiss donne de bons résultats. On fait une épreuve directe avec un grossissement aussi fort que le permet l'épaisseur de la préparation. S'il y a lieu, le cliché est ensuite agrandi (généralement de deux diamètres). L'épreuve directe ne peut jamais, si l'on tient à la netteté, atteindre des grossissements bien considérables, à cause de la difficulté de mettre au point des préparations d'une certaine épaisseur : sous le rapport de la profondeur, les objectifs microscopiques laissent encore beaucoup à désirer. En somme, la grande difficulté de la microphotographie réside dans la préparation elle-même, à laquelle il n'est pas toujours possible de donner une minceur suffisante : cette difficulté s'observe même avec les objets les plus déliés : ainsi, il est rare d'arriver à mettre au point, avec une netteté absolue, toutes les parties d'une bactérie, quelle que soit la perfection de l'objectif à immersion employé.

Comme source d'éclairage, nous nous contentons d'une simple lampe à albo-carbon, dont les rayons sont condensés sur le miroir au moyen d'une grosse lentille à projection : avec cette lumière, le temps de pose varie de quelques secondes à dix ou quinze minutes, selon le grossissement et le mode d'éclairage. Il nous paraît très inutile de recourir à des éclairages plus intenses, tels que la lumière électrique. L'excès d'éclairage, qui est souvent gênant dans les observations microscopiques ordinaires, a pour effet de donner des images uniformes, sans vigueur, et d'un développement difficile : mieux vaut opérer avec une lumière faible, quitte à prolonger le temps de pose.

Pour la reproduction de préparations colorées en bleu ou violet (principalement les préparations de bactériologie), il est bon d'interposer devant la source lumineuse une cuve contenant une solution étendue d'acide picrique, ou encore un mélange d'acide picrique et d'indigo. Il faut, par des artifices convenables, obtenir sur la plaque une image de l'objet coloré paraissant à peu près noire sur un fond faiblement teinté. Ajoutons que l'emploi judicieux de matières colorantes bien choisies, permet d'éviter le plus souvent ces petites difficultés : ainsi, tandis que la fuchsine ordinaire donne en photographie de fort mauvais résultats, le produit désigné sous le nom de *rubine,* dont la teinte est pourtant bien peu différente, est au contraire d'un usage fort commode.

La mise au point se fait au moyen d'une glace

non dépolie, à l'aide d'une loupe. Le verre dépoli ne peut servir qu'à vérifier si l'éclairage général est satisfaisant.

La reproduction photographique est avantageusement utilisée pour produire des copies durables des tracés graphiques en noir de fumée, obtenus avec les appareils enregistreurs, dans les expérimentations physiologiques (recherches d'alcaloïdes, etc.). Il est inutile de faire des clichés de ces tracés : il suffit de les exposer à la lumière au-dessus d'un papier sensible ordinaire : le tracé vient en noir sur fond blanc.

DEUXIÈME PARTIE

# TRAVAUX

# DU LABORATOIRE DE TOXICOLOGIE

Nous donnerons dans cette seconde partie le résumé de quelques-uns des travaux scientifiques effectués au Laboratoire dans ces dernières années.

# M. P. LAFON

## Recherches sur la Digitaline

M. Lafon a entrepris une étude comparée des diverses sortes de digitaline. Il a d'abord trouvé une réaction colorée fort sensible de la digitaline, ou du moins de certaines marques de digitaline. Cette réaction consiste à chauffer doucement le produit avec quelques gouttes d'un mélange d'acide sulfurique et d'alcool (à poids égaux); lorsque le mélange a pris une légère teinte jaune-brunâtre, on y ajoute une goutte de perchlorure de fer étendu, qui détermine l'apparition d'une belle coloration verte ou vert-bleuâtre persistant pendant plusieurs heures.

La réaction s'applique aux digitalines françaises, cristallisées ou amorphes, de Nativelle, Duquesnel, Mialhe, Homolle et Quévenne, etc.; elle ne s'applique pas à certaines marques allemandes, ni à la digitaline de Nativelle, ni à la digitinose de Blaquart. La digitaléine ne se colore que faiblement. Ce réactif fournit donc un caractère précieux pour la distinction des nombreux produits extraits de la digitale. — Il se prête aussi fort bien à la recherche toxicologique de la digitaline, en cas d'empoisonnement, ainsi que l'auteur s'en est assuré par de nombreux essais sur des animaux.

Il est fort difficile d'empoisonner un chien par cet alcaloïde, l'ingestion des moindres traces déterminant des vomissements énergiques qui éliminent le poison. — Le meilleur dissolvant, pour l'extraction du poison, paraît être le chloroforme, dans lequel les digitalines françaises sont très solubles. — M. Lafon a étudié en outre divers autres caractères différentiels des alcaloïdes de la digitale : les digitalines françaises se colorent plus ou moins en présence de l'acide chlorhydrique ; le résultat est négatif avec la digitaline de Merck, la digitine et la digitaléine de Nativelle, la digitinose de Blaquart. Avec l'acide sulfurique, les digitalines françaises donnent une coloration brunâtre ; la digitaline de Merck, la digitine de Nativelle se colorent en rouge ; la digitinose de Blaquart en violet.

En résumé, M. Lafon, par ses travaux, a introduit un nouveau réactif qui paraît caractériser principalement les digitalines vraies et qui rendra de grands services dans la recherche toxicologique, jusqu'ici fort difficile, des produits extraits de la digitale [1].

1. Lafon, *Comptes rendus de l'Académie des sciences,* juin 1885, et *Annales d'hygiène publique et de médecine légale,* 1886, tome XV, p. 527.

# M. P. LAFON

## Sur une nouvelle réaction de la Morphine
## et de la Codéine

---

L'auteur signale la réaction suivante : une trace de codéine ou de morphine traitée par le sulfosélénite d'ammoniaque produit une belle coloration verte ; la teinte est plus pure avec la codéine qu'avec la morphine. Le réactif s'obtient en dissolvant 1 gramme de sélénite d'ammoniaque dans $20^{cc}$ d'acide sulfurique concentré. Ce caractère est fort sensible ; il ne permet pas de distinguer, pratiquement, la morphine de la codéine ; mais il n'en est pas moins précieux dans l'étude des empoisonnements par l'opium et ses composés, où les deux alcaloïdes se trouvent réunis [1].

---

1. Lafon, *Comptes rendus de l'Acad. des Sciences*, juin 1885.

# M. P. LAFON

## Recherches sur la Digitaline

---

M. Lafon a exécuté une série d'études toxicologiques sur la digitaline, les procédés d'extraction dans les cas d'empoisonnement, l'influence
du mode d'intoxication sur la recherche du
poison, etc.

*Procédés d'extraction.* — Les divers procédés
généraux d'extraction des alcaloïdes (Stas, Otto,
Dragendorff) permettent d'isoler facilement la
digitaline contenue dans des viscères. La marche
suivante donne cependant de meilleurs résultats
et fournit des résidus plus purs ; elle s'applique
aussi bien à l'extraction de la digitaline en
nature qu'à l'extraction du principe actif contenu dans les préparations de digitale.

Les matières suspectes sont divisées, additionnées de deux fois leur volume d'alcool à 80°.
On laisse digérer pendant 4 heures à 40° ou 50°.
On filtre, on lave la masse avec de l'alcool à 60°
environ. Les liqueurs hydro-alcooliques sont
réunies, évaporées au bain-marie, jusqu'à dispa-
rition à peu près complète de l'alcool ; s'il y a
lieu, on filtre de nouveau. On ajoute un léger

excès de sous-acétate de plomb. On filtre et on précipite l'excès de plomb par l'acide sulfurique. La liqueur filtrée est épuisée par le chloroforme : on caractérise la digitaline dans les résidus laissés par l'évaporation du dissolvant, au moyen des caractères précédemment indiqués (p. 89). Si l'on opère directement sur des liquides (urine), on précipite tout d'abord par le sous-acétate de plomb, sans ajouter d'alcool. Cette méthode donne des résidus très purs ; l'emploi du chloroforme est préférable à celui de la benzine, souvent recommandée ; car l'un des caractères de la digitaline française est justement son insolubilité dans la benzine. La sensibilité du procédé est assez grande : 1 milligr. de poison dilué dans $200^{cc}$ d'urine se retrouve aisément ; on a pu caractériser 3 à 4 milligr. dans des milieux complexes, vomissements, soupe, sang, viscères, etc. Il serait à désirer cependant, pour les recherches toxicologiques, que cette sensibilité fût plus grande encore.

M. Lafon a fait de nombreuses expériences sur les chiens, en variant le mode d'administration du poison et en recherchant ensuite la digitaline dans les viscères. Voici le résumé de ces observations :

1° Dans les intoxications lentes, par voie stomacale, on ne retrouve jamais la digitaline ni dans l'urine, ni dans le sang, ni dans le foie, ni dans les reins, ni dans la rate, ni dans le poumon, ni dans le cerveau. On ne caractérise la présence de la digitaline dans le foie, les reins ou la rate que dans le cas où le poison a été administré à dose massive, 10 centigrammes par exemple, et lorsqu'il n'y a pas eu de déperdition du poison par les vomissements.

2° Dans les intoxications par la voie stomacale, on caractérise assez facilement la digitaline dans les vomissements, dans le contenu de l'estomac et de l'intestin.

3° Dans les intoxications lentes par la voie stomacale, il est impossible de caractériser la digitaline dans les organes d'animaux ayant subi une inhumation plus ou moins prolongée.

4° Dans les intoxications par voie hypodermique, on ne retrouve jamais la digitaline, sinon lorsqu'on opère cette recherche sur les muscles voisins de la région où a été pratiquée l'injection.

5° Dans les intoxications par voie intraveineuse, on ne retrouve la digitaline qu'à la condition d'opérer la recherche de cette substance 10 à 20 minutes après l'injection.

Dans une autre série d'expériences, M. Lafon s'est proposé d'étudier la toxicité des diverses espèces de digitaline. Quand le poison est administré par l'estomac, l'expérience est en général fort difficile, car il survient presque toujours des vomissements énergiques qui éliminent le poison et amènent la guérison, d'où la nécessité de pratiquer, après l'ingestion, la ligature de l'œsophage.

Les comparaisons sont plus faciles dans les empoisonnements par injection hypodermique. Il résulte des essais de M. Lafon :

1º Que les digitalines cristallisées, soit de Nativelle, soit de Duquesnel, soit d'Homolle et Quévenne, soit de Mialhe, possèdent à peu près le même pouvoir toxique ; la dose de digitaline suffisante pour tuer, par voie hypodermique, un chien de 12 à 15 kilogr. est comprise entre 2 et 3 centigrammes.

2º Que la digitaline française, chloroformique du Codex, d'Homolle et Quévenne, possède sensiblement le même pouvoir toxique que les digitalines cristallisées.

3º Que le produit vendu en Allemagne sous le nom de digitoxine, et qui est considéré dans ce pays comme le principe le plus actif de la digitale, a sensiblement le même pouvoir toxique que les digitalines cristallisées.

En résumé, les diverses digitalines cristallisées, la digitaline amorphe Homolle et Quévenne, la digitoxine allemande, qui possèdent les mêmes caractères chimiques, ont aussi des pouvoirs toxiques comparables.

*Élimination de la digitaline.* — Les recherches de l'auteur, effectuées sur des chiens et corroborées par des observations sur l'homme, tendent à montrer que la digitaline ne s'élimine pas en nature par les reins.

Ce travail se termine par une étude détaillée de l'action de divers agents physiques ou chimiques, ferments, etc., sur la digitaline. L'auteur a essayé l'action de la diastase, de la pepsine, du suc pancréatique, de la bile, de la levure de bière, de l'émulsine, etc. La digitaline semble résister assez bien à tous ces agents, et, point important pour la recherche toxicologique, elle résiste aussi pendant fort longtemps aux influences destructives des microbes de la putréfaction ; pour plus de détails, sur ces points, nous renvoyons le lecteur au mémoire original[1].

1. Lafon, *Étude pharmacologique et toxicologique de la digitaline* (*Annales d'hygiène*, 3ᵉ série, t. XVI, p. 429 et 506).

# P. BROUARDEL, VULPIAN, SCHUTZENBERGER,
## G. POUCHET ET J. OGIER

**Expériences sur la Colchicine, à propos
d'une accusation d'intoxication par cet Alcaloïde
(Affaire R........)**

———

Les empoisonnements par la colchicine sont
rares, et les propriétés de cet alcaloïde assez
mal connues. Aussi l'étude médico-légale des
viscères de la femme R..., qu'on supposait avoir
été intoxiquée par la colchicine, présentait-elle
quelques difficultés, et soulevait-elle quelques
questions intéressantes.

Pour la relation complète de cette expertise,
nous renverrons le lecteur au mémoire original[1].
Nous résumerons seulement ici les principales
expériences faites à propos de cette affaire.

*Procédé d'extraction.* — Pour extraire l'alcaloïde des viscères, on a employé le procédé suivant: Les matières broyées ont été épuisées par
l'alcool ; la solution alcoolique a été évaporée
dans le vide ; le résidu sec a été épuisé par l'al-

———

1. Brouardel, *Accusation d'intoxication par la Colchicine,
d'affaire R...,* acquittement *(Annales d'Hygiène,* 1886,
tome XV, p. 230).

cool dilué ; puis la solution alcoolique acide a
été traitée par l'éther de pétrole, pour éliminer
les matières grasses ; nous avons vérifié que le
pétrole, dans ces conditions, n'entraîne aucune
trace de colchicine ; la même solution a été ensuite épuisée par le chloroforme, pour enlever
l'alcaloïde. — Sur les résidus laissés par l'évaporation du chloroforme, nous avons essayé
diverses réactions, en particulier celle de l'acide
nitrique de densité 1,4, qui est la plus importante ; la colchicine donne avec ce réactif une
coloration violette. Les résidus extraits des viscères ont en effet fourni de faibles colorations
violacées.

Une série de recherches a été entreprise pour
déterminer jusqu'à quel point il était permis
de conclure, d'après cette seule réaction, à la
présence de la colchicine. Des chiens ont été
empoisonnés par la colchicine, d'autres pendus ;
on a fait la recherche de l'alcaloïde sur les organes des uns et des autres ; l'analyse a fait reconnaître immédiatement ceux des animaux qui
avaient été empoisonnés ; les autres viscères
n'ont pas donné la réaction par l'acide nitrique.

La colchicine s'est retrouvée facilement dans
les vomissements (même lorsque l'animal a été
empoisonné par la voie intraveineuse), facilement aussi dans l'urine ; on l'a constatée encore
dans le rein, moins nettement dans le foie, difficilement dans l'estomac et dans l'intestin.

D'autres essais ont été faits pour rechercher si des extraits de viscères, contenant des ptomaïnes, des extraits chloroformiques de matières fécales et de matières animales en putréfaction, pourraient donner la réaction violette ; les résultats ont été négatifs[1]. D'autre part, l'expérimentation physiologique, (injection intraveineuse à un chien des résidus chloroformiques extraits du cadavre) n'a pas donné de résultats nets ; et les viscères de l'animal ainsi empoisonné n'ont pas fourni de résidus présentant la réaction violette.

Les conclusions de ce premier rapport devaient donc être fort réservées ; nous disions :

Les symptômes observés pendant la maladie à laquelle a succombé madame R..., ainsi que les résultats de l'autopsie, ne présentent aucune contradiction avec l'hypothèse d'un empoisonnement par la colchicine.

L'analyse chimique des viscères fournit les réactions chimiques indiquées comme caractérisant la colchicine.

Les expériences physiologiques n'ont donné aucun résultat confirmatif ou infirmatif.

Il serait donc logique de conclure en faveur

---

1. Voir à ce sujet les expériences de MM. Ogier et Minovici, (p. 119), sur l'influence des ptomaïnes dans la recherche chimico-légale des alcaloïdes.

de l'hypothèse d'un empoisonnement par la colchicine.

Mais les symptômes, les lésions, la physiologie de l'empoisonnement par cet alcaloïde sont encore peu étudiés ; il n'est pas impossible que l'avenir révèle l'existence d'un alcaloïde, encore inconnu, pouvant avoir les réactions chimiques de la colchicine.

Dans ces conditions, nous devons conclure avec une grande réserve et dire :

Les données fournies par l'observation des symptômes, par l'autopsie, par l'analyse chimique, sont en concordance avec cette hypothèse que la mort de madame R... a été causée par une intoxication résultant de l'ingestion d'une certaine quantité de colchicine ; mais nous ne pouvons affirmer scientifiquement, avec entière certitude, que cette hypothèse soit exacte.

Une nouvelle expertise fut ordonnée, à laquelle prirent part MM. Brouardel, Vulpian, Schützenberger, G. Pouchet et J. Ogier.

Les résultats de l'examen chimique furent les mêmes que précédemment ; on observa encore la coloration violette avec les matières extraites des viscères. Voici le détail de ces expériences :

En opérant sur les extraits du cadavre de madame R... nous observons les faits suivants :

Lorsqu'on laisse tomber une goutte d'acide nitrique de densité égale à 1,40, exempt de va-

peurs nitreuses, au centre du verre de montre
et de l'extrait chloroformique desséché et étalé
en couche mince à la surface du verre, la goutte
elle-même reste incolore ; mais sur le pourtour,
là où la goutte est en contact avec l'extrait sans
qu'il y ait excès d'acide, il se forme une auréole
rose ou rose violacé assez persistante.

L'addition ultérieure de potasse caustique
donne à toute la masse du liquide une teinte
orangé rougeâtre.

Lorsqu'on répète la même expérience, en pro-
cédant de la même façon, sur un verre de montre
dans lequel on a évaporé une solution récemment préparée de colchicine pure dans le chlo-
forme, on constate que la totalité de la goutte
d'acide nitrique se colore en violet, à mesure
que la colchicine s'y dissout : la teinte violette
est plus ou moins intense selon la proportion
d'alcaloïde employée.

Les différences observées entre les deux
modes d'apparition de la teinte colorée sont :

1º Auréole rose violacé ou rose autour de la
goutte, au point de contact de son pourtour avec
l'extrait, auréole qui s'étend en disparaissant
dans les parties d'abord atteintes, à mesure que
la goutte s'étale, — observée avec les extraits
du cadavre de la dame R... ;

2º Coloration violette dans la goutte elle-
même, observée avec la solution chloroformique
de colchicine récemment préparée.

Ces différences, disons-nous, peuvent s'expliquer par l'influence de matières étrangères dans l'extrait chloroformique du cadavre, matières dont la présence est indéniable, qu'il est impossible d'éliminer complètement et qui doivent modifier dans une certaine mesure la netteté et l'aspect des réactions colorées. Ces impuretés, qui sont de nature grasse, ne peuvent entrer en contact direct avec la goutte d'acide nitrique ; on comprend donc qu'il ne puisse se produire dans ce cas une coloration immédiate dans la masse même de la goutte d'acide, comme il arrive avec la colchicine pure.

D'autre part, la coloration propre de ces impuretés doit évidemment altérer la coloration due à l'action du réactif et en modifier plus ou moins la teinte. En répétant nos premiers essais avec un extrait chloroformique purifié davantage par solution dans l'acide acétique et évaporation dans le vide à la température ordinaire, nous avons obtenu une coloration rose ou rose violacé un peu plus nette et qui se développait même dans toute la masse lorsqu'on exposait celle-ci aux vapeurs d'acide azotique fumant.

Nous devons aussi faire observer que les teintes développées par l'acide nitrique d'une densité égale à 1, 4 dans les divers produits retirés du cadavre de madame R.., ne se sont jamais présentées à nous avec le caractère franchement violet que l'on constate avec la colchicine fraîchement dissoute dans le chloroforme et séparée par évaporation au bain-marie.

Les masses étaient surtout roses ou rose rougeâtre violacé.

Cette différence assez tranchée conduirait à faire rejeter l'hypothèse d'un empoisonnement par la colchicine; mais d'autre part, d'après nos expériences personnelles, il semble que la colchicine pure en dissolution dans le chloroforme subit au bout de quelque temps une altération notable ; nous avons, en effet, observé que la colchicine extraite de solutions chloroformiques préparées depuis plusieurs mois ne donne plus la réaction franchement violette ou bleu violet avec l'acide nitrique de densité 1,40, mais une coloration rouge violacé qui se rapproche assez de celles que nous avons été à même d'observer.

Quant à la couleur rouge orangé ou orange que prend l'acide nitrique après addition de potasse caustique, nous pensons qu'on ne peut lui attribuer qu'une valeur restreinte, attendu qu'il existe un nombre assez considérable de matières organiques azotées, prises parmi celles que l'on rencontre normalement dans l'organisme animal, qui développent une couleur analogue lorsqu'on les traite successivement par l'acide nitrique concentré et par les alcalis.

*Réaction du sulfovanadate d'ammoniaque.* — Depuis l'époque de la première expertise, on avait signalé un nouveau réactif de la colchicine. Ce réactif, proposé par M. Mandelin (laboratoire du professeur Dragendorff à Dorpat), est formé de vanadate d'ammoniaque dissous dans l'acide sulfurique monohydraté (1 gramme de vanadate dans 200 grammes d'acide sulfurique) ; avec la colchicine pure, cette liqueur donne naissance à une coloration verte assez intense, à laquelle succède très rapidement une teinte brun violacé.

Avec les résidus chloroformiques provenant du cadavre de madame R..., nous avons observé une coloration verte fugitive, tournant au brun violacé.

Nous avons cherché à préciser l'importance de la coloration verte obtenue avec le sulfovanadate d'ammoniaque. Cette réaction est-elle spéciale à la colchicine? ne se produit-elle pas avec d'autres alcaloïdes? Voici ce que nous avons observé :

Les alcaloïdes suivants ont été soumis à l'action du nouveau réactif :

Vératrine, digitaline, pilocarpine, morphine, narcéine, codéine, ésérine, cocaïne, caféine, berbérine, gelsémine, narcotine, kaïrine, brucine, strychnine, solanine, colchicine, colchicéine, curare, arbutine, sabadilline, aloïne, rhéine, esculine, santaline, igasurine.

Avec la colchicine et la colchicéine, coloration verte immédiate.

Avec l'arbutine, coloration verdâtre au commencement, devenant tout de suite brun sale.

Avec l'aloïne, coloration verte devenant brune.

Avec la rhéine, coloration verte persistante.

Les autres alcaloïdes ont donné des colorations très différentes ou n'en ont donné aucune.

La colchicéine, l'arbutine, l'aloïne, la rhéine, sont donc, parmi les corps étudiés, les seuls qui puissent être confondus avec la colchicine.

Nous n'essayerons pas de différencier la colchicéine de la colchicine. La chose a peu d'importance en elle-même ; ces deux corps ont des propriétés extrêmement voisines.

La colchicéine est un dérivé direct de la colchicine. Le seul échantillon de colchicéine que nous ayons pu nous procurer possédait toutes les réactions de la colchicine.

Pour l'arbutine, elle se distingue de la colchicine en ce que, par addition d'acide nitrique, elle ne donne pas, comme celle-ci, de coloration violette.

Même résultat pour la rhéine et l'aloïne.

Ainsi, il n'y a aucune confusion possible, si l'on s'appuie simultanément sur les deux réactions.

Il résulte de ces données expérimentales que les réactions de l'acide nitrique et du sulfovanadate combinées ont une importance réelle et sérieuse dans la recherche de la colchicine.

Il nous reste à examiner si, pendant la putréfaction, il ne peut pas se former des alcaloïdes cadavériques pouvant offrir simultanément la réaction violette par l'acide nitrique et la réaction verte par le sulfovanadate. Ce point capital avait déjà été examiné en ce qui concerne l'acide nitrique dans le premier rapport par MM. Brouardel, Pouchet et Ogier.

Il nous a semblé utile, vu l'importance de la question, de procéder à de nouvelles expériences sur ce point.

Avec des organes putréfiés provenant de deux cadavres pour lesquels l'idée d'une intoxication par la colchicine ne peut être soulevée, nous avons préparé deux extraits chloroformiques en opérant exactement dans les conditions énoncées plus haut à propos des viscères de madame R...

L'un de ces extraits n'a donné ni coloration verte avec le sulfovanadate, ni la coloration violette de la colchicine fraîchement dissoute dans le chloroforme avec l'acide nitrique, ni la coloration rose ou rose violacé observée avec les extraits du cadavre de madame R... Le second extrait cadavérique a donné une coloration vert sale avec le sulfovanadate, comparable à celle que produisait le résidu chloroformique des viscères de madame R...

Avec l'acide nitrique de densité égale à 1,40, ce second extrait cadavérique a donné une coloration rose violacé formant auréole autour de la goutte d'acide, coloration analogue à celle obtenue dans les essais sur les viscères de la femme R...

Cette coloration était, il est vrai, beaucoup moins intense dans la contre-épreuve, et, après purification des extraits par dissolution dans l'acide acétique, la différence d'intensité s'est notablement accentuée.

Les extraits cadavériques n° 2 précipitaient également par le tannin, l'iodure de potassium ioduré, l'iodure double de potassium et de mercure, ce qui indique la présence d'un ou de plusieurs alcaloïdes cadavériques. Il résulte de ces observations que dans certains cas il peut se former, pendant la putréfaction, des composés alcaloïdiques capables de donner avec les réactifs les plus caractéristiques de la colchicine des colorations qui se rapprochent dans une certaine mesure de celles que donne la colchicine elle-même.

*Expérimentation physiologique.* — De nouvelles expériences furent faites par M. Vulpian, sur les symptômes de l'empoisonnement par la colchicine. Voici les conclusions :

Ces expériences montrent que la colchicine peut tuer des chiens d'assez petite taille à la dose de 2 centigrammes. La dose d'un centigramme détermine des effets morbides, mais

n'est pas sûrement mortelle, puisque le chien
qui a pris cette dose a été malade, mais a survécu et a guéri complètement. La dose de cinq
milligrammes peut rendre malade, d'une façon
passagère, un jeune chien de petite taille ; la
dose de deux milligrammes et demi n'a produit
qu'une selle diarrhéique, et longtemps après
l'ingestion, chez un chien adulte d'assez grande
taille.

Les symptômes observés dans ces expériences
ont été assez uniformes. Des vomissements ont
eu lieu dans toutes les expériences, si ce n'est
dans la dernière (chien ayant avalé seulement
deux milligrammes et demi de colchicine). Ils
se sont produits assez longtemps après l'ingestion de la colchicine. Un des chiens (*a*) a
commencé à vomir au bout d'une heure et qua-
rante-cinq minutes ; les premiers vomissements
ont eu lieu chez le deuxième chien (*b*) au bout de
trois heures ; le troisième chien (*c*) n'avait pas
encore vomi au bout de huit heures et demie.
Le premier de ces animaux avait avalé dix centigrammes de colchicine ; le second, cinq centigrammes ; le troisième, deux centigrammes de
cette substance. Le quatrième (*d*), qui n'est pas
mort et qui avait avalé un centigramme de colchicine, a vomi au bout de deux heures et quart.
Enfin le cinquième (*e*), qui n'a pris que cinq
milligrammes de colchicine, n'a vomi qu'au bout
de quatre heures et demie.

La diarrhée a été constante chez tous les chiens soumis à l'action de la colchicine. Ils ont rendu d'abord des matières fécales liquides ; puis les selles ont été formées uniquement de liquide muqueux, plus ou moins abondant, souvent sanguinolent (il n'y a eu qu'une selle diarrhéique chez le chien qui n'a pris que deux milligrammes et demi de colchicine).

Les seuls autres phénomènes symptomatiques constatés chez ces chiens (sauf le dernier) ont consisté en une perte complète d'appétit, avec soif plus ou moins prononcée, en un affaiblissement rapide, produisant une prostration extrême chez tous ceux qui ont succombé. On a constaté un amaigrissement très prononcé chez le chien qui a survécu quatre jours (a). On n'a pas pu examiner les animaux pendant les dernières heures de leur vie, et on ignore s'il y a eu des phénomènes spasmodiques dans la période terminale de l'intoxication.

La durée de la survie chez les chiens qui sont morts n'a pas été en rapport direct avec la dose ingérée. Le chien (a) qui avait avalé dix centigrammes de colchicine est mort le cinquième jour après l'ingestion du poison ; le chien (b) qui avait pris cinq centigrammes de colchicine est mort en moins de vingt-quatre heures ; le chien (c) qui avait avalé deux centigrammes de cette substance est mort au bout d'une quarantaine d'heures. Cette différence dans la survie s'explique en partie par le temps qui s'est écoulé avant le premier vomissement, temps qui a varié notablement chez les divers chiens, comme on vient de le dire. Les lésions constantes ont été : une congestion plus ou moins vive de la membrane muqueuse de l'estomac et de l'intestin, et l'existence d'une quantité plus ou moins grande de matières diarrhéiques muqueuses dans ces parties du canal digestif ; ces matières étaient sanguinolentes dans un cas. Comme lésions inconstantes, on a trouvé du gonflement des plaques de Peyer, de la tuméfaction des ganglions mésentériques, de la congestion des méninges cérébrales, des poumons, du foie, de la rate ; et des ecchymoses sous-pleurales et sous-endocardiques.

En somme, ni chez les lapins, ni chez les chiens, la colchicine n'a produit des effets propres à caractériser ce genre d'intoxication. Nombre d'autres substances et, parmi elles, celles surtout qui ont sur l'homme une action purgative, énergique, drastique, détermineraient, chez ces animaux, les mêmes symptômes et les mêmes lésions. Dans de telles conditions, les expériences faites à l'aide du résidu chloroformique provenant des viscères de madame R... ne pouvaient évidemment pas donner des résultats bien significatifs.

Ce chien qui a avalé tout le résidu chloroformique n'a eu que des vomissements tardifs et peu nombreux. Les vomissements se produisent chez le chien avec une extrême facilité. Ils peuvent avoir lieu, même sous l'influence de l'ingestion de matières presque inertes. Il n'y a donc rien d'étonnant à ce que ce résidu chloroformique ait provoqué des vomissements chez le chien qui l'a avalé, et cela n'indique pas que ce résidu ait contenu une substance réellement toxique : en particulier, ils ne peuvent pas être considérés comme un indice de la présence de la colchicine dans ce résidu.

Cette expérience faite sur chien, la seule que nous ayons pu tenter, puisque nous avons employé, pour la faire, tout le résidu chloroformique provenant des viscères de Madame R..., ne prouvait assurément pas que ce résidu ne contenait pas de colchicine. Elle nous donnait, toutefois, le droit de dire, en nous fondant sur les expériences dont nous avons rapporté précédemment les résultats, que, si ce résidu contenait de la colchicine, la quantité de cette substance qui était renfermée était très minime, inférieure à 2 milligrammes et demi. On a vu, en effet, que cette dose de 2 milligrammes et demi a produit une selle diarrhéique chez un chien pesant 18 kilog., tandis que le chien qui a avalé tout le résidu chloroformique n'a pas eu une seule fois la diarrhée, bien qu'il fût de petite taille (6 kilogrammes).

*Conclusions.* — 1° La physiologie, dans l'état actuel de nos connaissances, ne peut pas nous donner le moyen de reconnaître, au moyen d'expériences faites sur des animaux, un empoisonnement par la colchicine.

2° Si le résidu chloroformique provenant des viscères de madame R... contenait de la colchicine, il n'en renfermait qu'une quantité très minime, insuffisante pour produire de la diarrhée chez un chien de petite taille.

*En résumé,* laissant de côté : les réactions fournies par l'iodure de potassium ioduré, par l'iodure double de potassium et de mercure, par le tannin, par la potasse caustique après traitement nitrique, réactions trop générales, que nous avons du reste pu constater aussi bien avec les extraits du cadavre de la femme R... qu'avec le cadavre qui nous servait de contre-épreuve et qui s'appliquent par conséquent aux alcaloïdes cadavériques comme aux autres ; fixant uniquement notre attention sur les deux seuls réactifs qui nous restent : acide nitrique de densité égale à 1,4 ; sulfovanadate d'ammoniaque, nous pouvons dire :

L'acide nitrique ne nous a pas donné la coloration *franchement violette* que développe la colchicine pure et fraîchement dissoute dans le chloroforme, mais seulement la coloration rose violacé ou rose que nous a donnée une colchicine modifiée et dissoute depuis longtemps dans le chloroforme. Cette coloration rose ou rose violacé a été observée par nous sur un extrait cadavérique ordinaire avec une moindre intensité, il est vrai, mais avec des caractères analogues.

Le sulfovanadate d'ammoniaque nous a donné une coloration verte passant au rouge brun sale : 1° avec la colchicine ; 2° avec les extraits du cadavre de madame R..., et 3° avec les extraits de l'un des cadavres servant de contre-épreuve.

L'expérimentation physiologique ne nous a pas donné de résultats plus décisifs et, comme cela a été rapporté plus haut, elle ne peut servir à démontrer avec certitude le fait d'un empoisonnement par la colchicine.

Nos conclusions ne peuvent donc être que conformes pour le fond avec celles de la première expertise.

La réserve théorique formulée par MM. Brouardel, Gabriel Pouchet et Ogier se trouve justifiée par l'une des expériences que nous avons faites pour servir de contre-épreuve : dans cette expérience en effet, avec des extraits provenant d'un cadavre qui ne renfermait pas de colchicine, les réactifs ont fourni des colorations, moins intenses il est vrai, mais analogues cependant à celles qui ont été observées sur les extraits du cadavre de madame R...

Nous conclurons donc ainsi :

*Conclusion*. — Les résultats de nos expériences n'excluent pas l'hypothèse d'un empoisonnement par la colchicine, mais ils n'apportent à cette hypothèse aucune preuve décisive et qui ne puisse être controversée.

L'accusé R... fut acquitté en assises.

# M. J. OGIER

## Sur la résistance de la Colchicine à la putréfaction

Les études qui précèdent ont été complétées par des expériences sur la résistance de la colchicine à la putréfaction.

Trois chiens ont été empoisonnés : l'un A avec 0 gr. 50 de colchicine en injection hypodermique ; le second B, avec 0 gr. 10 administrés de la même manière ; le troisième C, avec 0 gr. 50 introduits dans l'estomac. Ces trois chiens sont morts dans la nuit qui a suivi l'absorption du poison. Ils ont été enterrés, et exhumés cinq mois et demi plus tard.

Les trois cadavres, bien qu'inhumés dans le même terrain et à peu de distance les uns des autres, sont dans des états de putréfaction très différents. Le premier A est assez bien conservé ; les organes peuvent être séparés sans difficultés, l'intestin peut être découpé à l'aide de l'entérotome et examiné sur toute sa longueur. Cet intestin ne présente *aucune altération* ; nous ne notons rien de particulier qu'une ecchymose large comme une grosse tête d'épingle. Le chien B est dans un état de putréfaction beaucoup plus complet ; l'intestin se brise en morceaux et ne peut être examiné que sur une faible partie de sa longueur; nous n'y voyons aucune altération. Enfin le troisième C est tellement putréfié qu'on a peine à reconnaitre les viscères.

J'ai recherché la colchicine dans les cadavres, en suivant exactement le procédé décrit page 127; les résidus chloroformiques ont été purifiés par dissolution dans l'acide acétique étendu. J'ai employé pour caractériser l'alcaloïde les deux réactions indiquées : coloration violette avec l'acide nitrique de densité 1,4 ; coloration verte par le vanadate d'ammoniaque *récemment* dissous dans l'acide sulfurique. Voici les résultats obtenus :

A. — Foie, rate, cœur. 470 gr. . { Acide nitrique : coloration rouge violacée. / Sulfovanadate : color. vert sale.

Rein. 26 gr. . . . . . .| Les deux réactions nettes.

Estomac. 106 gr. . . . } Acide nitrique : coloration rouge violacée douteuse. / Sulfovanadate : belle color. verte

Intestins. . . . . . .| Les deux réactions très nettes.

B. — Cœur, foie, rate, rein . .| Les deux réactions nettes.

Estomac. 30 gr. . . . . { Acide nitrique : auréole violacée. / Sulfovanadate : color. peu nette.

Intestins. . . . . . { Acide nitrique : réaction douteuse. / Sulfovanadate : coloration verte.

C. — Organes mélangés. 260 gr.| Les deux réactions nettes.

La colchicine a donc été retrouvée d'une manière à peu près certaine dans tous les échantillons examinés ; par suite, cet alcaloïde résiste aux actions destructives de la putréfaction.

Je n'affirmerai pas toutefois que cette résistance soit complète : il faut remarquer en effet que, malgré tout le soin apporté à la purification des résidus, jamais la réaction de l'acide nitrique ne s'est présentée dans ces expériences avec la netteté qu'on observe en opérant sur la colchicine pure. En raison de ces différences, il est permis de supposer que ce n'est pas la colchicine que nous réussisons à extraire dans les conditions précitées, mais bien un produit de transformation présentant des réactions analogues à celles de l'alcaloïde lui-même. Des observations du même genre pourraient sans doute s'appliquer à beaucoup d'autres alcaloïdes ; mais l'étude des modifications que subissent les alcaloïdes dans l'économie ou sous l'influence de la putréfaction, étude si importante pour les recherches toxicologiques, est à peine ébauchée et présente des difficultés considérables.

# M. A. EPAGNOU-DEZILLE

## Contribution à l'étude médico-légale du Colchique
## et de la Colchicine

Ce travail est une monographie fort complète de la colchicine au point de vue médico-légal. Les divers chapitres comprennent l'historique du sujet, les procédés d'extraction de la colchicine, les lésions anatomiques déterminées par la colchicine et les préparations de colchique, les réactions physiologiques, les procédés de recherche en cas d'empoisonnement, les réactions chimiques de la colchicine, etc.

L'auteur s'est attaché principalement à déterminer la sensibilité et la valeur des divers réactifs employés pour caractériser la colchicine : d'après ses expériences, l'acide nitrique de densité 1,4 serait le meilleur de ces réactifs. C'est aussi la conclusion à laquelle nous sommes arrivés dans des études précédemment relatées à propos d'un empoisonnement criminel par la colchicine (voir p. 97,[1].

1. Epagnou-Dezille. Thèse présentée à la Faculté de médecine.

# MM. J. OGIER ET M. MINOVICI

MM. J. OGIER ET M. MINOVICI

## De l'influence des Ptomaïnes dans la recherche toxicologique des Alcaloïdes végétaux [1]

1° Les recherches de Arm. Gautier, de Selmi, de Brouardel et Boutmy, etc., et des nombreux savants ou toxicologistes qui ont suivi ces premiers expérimentateurs, ont montré que, si l'on traite des viscères putréfiés, ou même frais, selon l'une des méthodes usuellement employées dans la recherche toxicologique des alcaloïdes végétaux, on arrive, sinon toujours, du moins dans la très grande majorité des cas, à isoler des résidus plus ou moins abondants et qui présentent les caractères généraux des alcaloïdes : ce sont ces matières alcaloïdiques encore peu connues que l'on a désignées sous le nom génériques de *ptomaïnes.*

Quelles influences ces ptomaïnes peuvent-elles exercer sur la certitude des conclusions des expertises chimico-légales ? La présence de ces corps est-elle une source d'erreurs graves ?

1. Nous donnons ici, *in extenso*, ce travail dont un très court résumé seulement a été communiqué à l'Académie de médecine (28 juin 1887).

Peut-elle conduire, par exemple, l'expert à diagnostiquer l'existence d'un alcaloïde végétal toxique dans des viscères qui, en réalité, ne contiendraient que des alcaloïdes normalement produits par la putréfaction? Cette question, dont il n'est pas besoin de faire ressortir l'importance, a déjà été posée plus d'une fois et a donné lieu à de nombreux travaux[1].

Les recherches dont nous donnons ici le résumé, entreprises dans un but exclusivement technique, ont eu précisément pour objet de déterminer quel degré de confiance on doit accorder aux principales réactions usitées dans la recherche chimico-légale des alcaloïdes, et dans quelles limites la présence à peu près inévitable des ptomaïnes peut rendre incertaines ou illusoires les conclusions tirées des réactions observées.

Le plan que nous nous sommes proposé est le suivant : analyser, au point de vue spécial de la recherche des alcaloïdes et en suivant une mé-

1. Voir : Brouardel et Boutmy, *Sur le développement des alcaloïdes cadavériques (ptomaïnes), Annales d'hygiène et de médecine légale*. 3ᵉ série, t. IV, 1880, p. 311. — Grübener, *Beitr. zur Kenntniss der Ptomaïne*. Dorpat. 1882 (ce travail est résumé dans la nouvelle édition française du *Traité de toxicologie* de Dragendorff, 1886). — *Relazione delle esperienze fatte nel laboratorio speciale delle commissione della R. Università di Roma, sulle cosi delle ptomaïne in riguardo delle perizie tossicologiche*. Rome, 1885; *Gazetta chimica italiana*, t. XIII, 1883. — Voir encore : Linossier, *Ptomaïnes et Leucomaïnes, Archives de l'Anthropologie criminelle*, t. I, 1886, etc.

thode aussi générale que possible, un grand nombre de viscères provenant d'individus non empoisonnés et choisis dans des états de conservation très divers ; pratiquer sur les résidus obtenus les réactions les plus fréquemment mises en œuvre pour déceler les alcaloïdes toxiques importants, et voir si les ptomaïnes contenues dans ces résidus donneraient des réactions semblables à celles des alcaloïdes. Notre but a donc été, non pas d'isoler des ptomaïnes — tout au contraire, nous voudrions pouvoir indiquer un moyen sûr d'éviter complètement leur présence, — mais d'appliquer à des résidus contenant des ptomaïnes, et point d'alcaloïdes végétaux, les principales réactions utilisées dans la recherche toxicologique des alcaloïdes végétaux.

2° Nous ne décrirons pas ici la méthode d'extraction des alcaloïdes suivie dans ces recherches ; c'est celle qui a été indiquée plus haut ; c'est celle que nous suivons dans la plupart des expertises toxicologiques faites au Laboratoire, lorsque nous n'avons pas d'indications spéciales sur la nature probable de l'alcaloïde à rechercher ; à défaut d'autres avantages, cette méthode, pour le but que nous nous proposions, avait celui d'être très générale ; ainsi que nous l'avons dit, elle peut être de beaucoup simplifiée dans certains cas ; pour les recherches ci-après indiquées, nous avons cru bon de l'appliquer dans son in-

tégrité. — En deux mots, pour l'intelligence de
ce qui va suivre, nous rappellerons seulement
que cette méthode consiste à extraire les alcaloïdes en bloc, par la méthode de Stas, au moyen
de l'éther en présence du bicarbonate de soude ;
puis à éliminer l'éther et à effectuer sur le résidu de ces opérations la méthode de séparation
imaginée par Dragendorff ; c'est-à-dire : épuise-
sement en solution acide par le pétrole léger, la
benzine, le chloroforme ; épuisement en solution
alcaline par le pétrole léger, la benzine, le chloroforme, l'alcool amylique. A ces traitements est
joint un épuisement direct par l'alcool amylique
du résidu primitif épuisé par l'éther. (Cet épuisement par l'alcool amylique est fait en vue
d'isoler spécialement la morphine.) — Pour les
détails, nous renverrons le lecteur à la page 57,
où cette méthode est décrite un peu plus lon-
guement.

3° Pour chaque cadavre étudié, nous avons
opéré séparément sur le foie et les reins : ce
sont (indépendamment du tube digestif) les organes où l'on a le plus de chances de retrouver
les alcaloïdes végétaux. Il eût été certainement
intéressant d'étendre ces recherches à d'autres
organes ; mais il nous a fallu restreindre le
champ de ces expériences, déjà fort longues, et
nous borner à l'étude de ces deux viscères.

4° Les résidus obtenus avec le foie, d'une part,
et les reins, de l'autre, pour chaque cadavre, ont

été étudiés avec un certain nombre de réactifs, comme si l'on s'était proposé d'y chercher les alcaloïdes végétaux toxiques.

Les réactifs employés ont été les suivants : iodure de mercure et de potassium (réactif de Mayer); iodure de potassium ioduré (réactif de Bouchardat) ; ferricyanure de potassium et perchlorure de fer (Brouardel et Boutmy); sulfomolybdate de soude (R. de Fröhde) ; sulfovanadate d'ammoniaque (Mandelin); bichromate de potasse et acide sulfurique, acide nitrique de densité 1,4, acide iodique, eau iodée, perchlorure de fer, sulfosélénite d'ammoniaque, acide sulfurique alcoolisé et perchlorure de fer (Lafon), acide nitrique et potasse alcoolique.

Nous avons indiqué, à propos de la méthode d'extraction des alcaloïdes, le mode d'emploi de ces réactifs ; rappelons quels alcaloïdes ils sont destinés à déceler : les deux premiers (réactifs de Mayer, réactif de Bouchardat) sont des réactifs généraux ; — le ferricyanure de potassium et le perchlorure de fer sont employés comme caractère général des ptomaïnes [1] — Le réactif de Fröhde donne avec la morphine une coloration violette, etc., — le bichromate et l'acide sulfurique donnent avec la strychnine une coloration violette ; — l'acide nitrique colore en

1. Voir Brouardel et Boutmy, *sur le developpement des alcaloïdiques cadaveriques* ( *Ann. d'hygiène,* 1880, 3ᵉ série, tome IV, p. 311.

orangé la morphine, en rouge intense la brucine, en violet la colchicine ; — l'acide iodique est réduit par la morphine ; — l'eau iodée colore en violet la narcéine ; — le perchlorure de fer colore en bleu la morphine ; — le sulfosélénite d'ammoniaque colore en vert la morphine et la codéine ; — l'acide sulfurique alcoolisé, additionné de perchlorure de fer, produit une coloration verte avec la digitaline ; — enfin l'atropine chauffée avec l'acide nitrique donne une coloration violette par addition de potasse alcoolique au résidu. On voit que l'emploi de ces quelques réactifs permet en somme de caractériser les alcaloïdes les plus importants en toxicologie.

5º Il n'est guère possible d'exposer en détail toutes ces expériences qui comprennent l'examen du foie et des reins de vingt-cinq cadavres et qui représentent plusieurs milliers d'observations ; ce sont surtout d'ailleurs des résultats négatifs que nous avons eus à noter ; il suffira donc d'indiquer les conditions de chaque expérience et les particularités qu'elle a présentées. Pour établir dans ce résumé sommaire une sorte de classification, nous grouperons ensemble les cadavres de putréfaction à peu près semblable, — en reconnaissant d'ailleurs que ce groupement est très arbitraire, la putréfaction variant avec une foule de conditions difficiles à préciser, telles que la température, le temps écoulé entre la mort et l'autopsie, la nature des germes de putréfaction, etc.

Nous donnerons seulement le tableau complet d'une expérience et nous résumerons les autres.

| CADAVRE N° 11 — Genre de mort : ÉCRASÉ — Mort le 8 juin — Autopsie le 18 juin — Putréfaction commencée — Teinte verte de l'abdomen | RÉSIDUS de l'épuisement par L'ALCOOL AMYLIQUE | | RÉSIDUS de LA BENZINE (Sol. acide) | | RÉSIDUS du CHLOROFORME (Sol. acide) | |
|---|---|---|---|---|---|---|
| | Résidus abondants bruns | Résidus abondants bruns | Résidus presque nuls, orangé faible | Résidus presque nuls, jaunes | Résidu faible jaunâtre | Résidu abond. |
| RÉACTIFS | REINS | FOIE | REINS | FOIE | REINS | FOIE |
| Iodure de mercure et de potassium. | pp. faible | pp. ab. | » | » | » | pp. qq |
| Iodure de potassium ioduré. | pp. abond. | pp. ab. | » | pp. faible | pp. moy. | pp. qq |
| Ferricyan. et perchl. de fer. | bl. ab. | bl. ab. | » | bl. faible | bl. faible | bl. ld |
| Sulfomolybdate. | col. gris. bleuâtre | col. gris. | » | col. brun. | col. brun clair | col. lo. |
| Sulfovanadate. | » | » | » | col. brun. | col. brun clair | col. lo. |
| Sulfosélénite. | col. brun violacé | col. brun. | » | col. brun. | col. brun clair | col. lo |
| Bichromate et acide sulfur. | » | ». | » | col. brun. | » | col. lo |
| Acide iodique. | col. brun pas d'iode lib. | » | » | » | » | |
| Eau iodée. | » | » | » | » | » | |
| Acide sulfurique alcoolique et perchlorure de fer. | col. viol. | col. viol. | » | col. vert sale | » | col. lo |
| Perchlorure de fer. | » | » | » | » | » | |
| Acide nitrique. | » | » | » | » | or. tr. cl. | or. ro |
| Acide nitrique et potasse alcoolique. | col. or. | col. or. | col. or. | col. or. | col. or. | col. lo |

| ...IDUS du IOSROLE (Sol. alcaline) | RÉSIDUS de LA BENZINE (Sol. alcaline) | | RÉSIDUS du CHLOROFORME (Sol. alcaline) | | RÉSIDUS de L'ALCOOL AMYLIQUE (Sol. alcaline) | | OBSERVATIONS |
|---|---|---|---|---|---|---|---|
| Résidu nul | Résidu très faible jaune or. | Résidu faible jaunâtre | Résidu nul | Résidu faible jaunâtre | Résidu abondant brun | Résidu abondant brun | |
| FOIE | REINS | FOIE | REINS | FOIE | REINS | FOIE | |
| » | » | » | » | ,, | pp. ab. | pp. ab. | |
| » | pp. faible | » | » | pp. moy. | pp. tr. ab. | pp. tr. ab. | |
| » | » | » | » | bl. trace | bl. ab. | bl. ab. | |
| » | col. brun. | » | » | col. br. cl. | » | » | |
| » | col. brun. | » | » | col. br. cl. | col. viol. dev. brune | col. viol. p. verdât. *p. brune* | |
| » | » | » | » | col. br. cl. | col. brun violacé | col. brun. | (Voir le résumé plus loin.) |
| » | ,, | » | » | » | col. brun viol. fugit. | col. viol. faible | |
| » | » | » | » | » | ,, | ,, | |
| » | » | » | ,, | » | » | » | |
| » | » | » | » | ,, | col. viol. | col. vert. p. vert sale | |
| » | » | » | » | » | » | » | |
| » | » | » | » | » | or. tr. cl. | or. | |
| » | col. or. cl. | col. or. cl. | col. or. cl. | col. or. | col. or. | col. or. | |

## *Expérience* 1.

Fœtus de 7 à 8 mois. L'autopsie de la mère a été faite 4 jours après la mort. La putréfaction du fœtus n'était nullement commencée. Le poids du fœtus était de 525 grammes (par exception, on a fait l'extraction des alcaloïdes sur le cadavre entier).

Résidus nuls ou excessivement faibles ; aucune réaction d'alcaloïdes.

----

## *Expérience* 2.

Homme, 53 ans (coups de couteau). Mort le 4 juin. Autopsie le 7 juin. Rigidité disparue, putréfaction non commencée.

Les résidus du foie sont de même nature que ceux des reins : abondants avec la benzine acide[1], nuls avec le pétrole alcalin[2], très faibles avec les autres dissolvants.

— Précipités par les réactifs généraux.

— Réactifs contenant de l'acide sulfurique

----

1. C'est-à-dire : résidus provenant de l'épuisement par la benzine en solution acide.

2. C'est-à-dire : résidus provenant de l'épuisement par le pétrole en solution alcaline.

(sulfovanadate, sulfomolybdate, sulfosélénite), colorations brunes de tons divers; acide nitrique, color. orangé clair (résidus de benz. alc. et alc. amyl.[1]).

— Autres réactifs, rien.

------

## *Expérience* 3.

Fœtus mort-né, d'environ 8 mois, présentant les apparences d'une macération peu prolongée. Mère syphilitique. Conservé 20 heures, à l'abri de l'air dans de l'ouate stérilisée. La putréfaction n'est nullement commencée.

Le foie pèse 130 gr. Les reins, 22 gr. Les résidus sont excessivement faibles, notables cependant par rapport au faible poids des viscères.

Les résidus du foie ont seuls donné des précipités très faibles avec les deux réactifs généraux.

Autres réactifs, rien.

------

## *Expérience* 4.

Femme, 25 ans (coups de couteau). Morte le

------

1. C'est-à-dire : résidus provenant de l'épuisement par la benzine, sol. alc. et de l'épuisement par l'alcool amylique.

19 juin. Autopsie le 21. Rigidité non disparue. Putréfaction non commencée.

Résidus assez abondants avec alc. amyl. et chlorof. acide; nuls avec pétrole alc.; faibles avec les autres dissolvants.

Réactifs généraux: précipités très faibles ou nuls, beaucoup plus nets avec l'iodure de potassium ioduré qu'avec le réactif de Mayer; ferricyanure: réduction faible; sulfomolybdate: col. gris-bleu fugitive (résidu du premier épuisement par l'alc. amyl.).

------

*Expérience 5.*

Homme, 21 ans (coups de feu). Mort le 13 juillet. Autopsie le 16. Putréfaction à peine commencée.

Résidus abondants avec l'alc. amylique, très faibles avec les autres dissolvants.

Réactifs généraux: précipités très faibles.

Col. brunes diverses avec les réactifs contenant de l'acide sulfurique.

Ac. sulfurique, alcool et perchl. de fer: col. vert sale (résidu de la benz. acide et chlorof. acide). Cette coloration pourrait faire croire à la présence de la digitaline.

Autres réactifs: rien.

## *Expérience* 6.

Femme, 19 ans (coups de couteau). Morte le 13 juillet. Autopsie le 16. Putréfaction à peine commencée.

Cette expérience se présente dans les mêmes conditions que la précédente : même état de putréfaction à peine commencée, résidus du même aspect, de mêmes volumes et de mêmes propriétés. Mais on n'a pas obtenu la coloration verte signalée dans l'expérience 5 avec le réactif de la digitaline.

---

## *Expérience* 7.

Homme, 15 ans (blessure à la tête). Mort le 23 juin. Autopsie le 25. Putréfaction commencée, légère teinte verte de l'abdomen.

Résidus assez abondants avec l'alc. amylique (premier épuisement), abondants avec benzine et chlorof. acides, nuls avec pétrole alc., presque nuls avec les autres dissolvants.

Réactifs généraux : précipités abondants ; ferricyanure : réductions nettes ; réactifs contenant de l'acide sulfurique : col. brunes diverses ; ac. sulfur. alc. et perchlorure de fer : col. ver-

dâtres sales avec les résidus du foie (alc. amyl.,
benz. acide, chlorof. alc.),

---

### *Expérience* 8.

Femme (coups de couteau). Morte le 4 juillet.
Autopsie le 6. Putréfaction peu avancée.

Résidus bruns, abondants, principalement
ceux de l'alc. amyl., benzine acide et chlorof.
acide ; faibles avec le pétrole.

Réactifs généraux, précipités abondants ; réactifs contenant de l'acide sulfurique : col. brunes
diverses ; sulfosélénite : col. verdâtres avec les
résidus de benz. alc., chlorof. alc. ; alc. amyl.
(Résidus du foie) : la morphine et la codéine
donneraient des colorations de ce genre ; acide
iodique et eau iodée : précipités abondants, surtout avec les résidus du foie.

---

### *Expérience* 9.

Femme (coups de couteau). Morte le 4 juin.
Autopsie le 8. Putréfaction peu avancée.

Résidus jaunes abondants avec la benz. acid.
et l'alc. amyl. ; assez abondants, bruns, avec le
chlorof. acid. ; faibles avec benz. alc. et chlorof. alcal.

Réactifs généraux : précipités ; ferricyanure : réductions nettes ; réactifs contenant de l'acide sulfurique : col. brunes diverses ; sulfovanadate : col. brun violet avec benz. acid. (résidu des reins) et col. verte devenant rapidement violette avec l'alc. amyl. (résidu des reins) ; acide iodique : précipités blancs (benz. et chlorof. acides) ; autres réactifs : rien.

---

*Expérience* 10.

Enfant, 11 ans (tuberculose pulmonaire, épanchement dans les plèvres, foie et rate tuberculeux). Mort le 4 juin. Autopsie le 8. Putréfaction commencée. Teinte verte de l'abdomen.

Résidus faibles avec benz. ac. ; abondants avec chlorof. acide ; nuls avec pétrole alc. ; notables avec benz., chlorof. alc. et alc. amyl.

Réactifs généraux : précipités abondants ; ferricyanure : réductions faibles ; sulfomolybdate : col. violacée avec la benz. acide (reins), col. gris-violacé avec alc. amyl., col. brunes avec les autres résidus ; sulfovanadate : col. brun violet faible avec chlorof. alc. ; en outre, colorations brunes diverses avec les réactifs contenant de l'acide sulfurique ; bichrom. et ac. sulfurique : col. brun violet avec chlorof. acide (foie) ; ac. nitrique : col. orangée avec plusieurs

des résidus; ac. sulfurique alc. et perchl. de fer :
col. bleu-clair, passant au violet puis au brun
avec la benz. acid. (reins) et col. verte avec
l'alcool amyl. alcal.

Cette expérience a donc donné un certain
nombre de réactions colorées : la col. violette
avec le sulfomolybdate pourrait faire croire à la
présence de la morphine : les autres caractères
de cet alcaloïde font défaut. L'un des résidus
(alc. amyl.) a aussi présenté la réaction de la digitaline ; mais il faut observer que, d'après notre
mode de séparation, la digitaline, s'il y en avait
eu, aurait dû passer dans la benz. acide. Enfin
le résidu du chlorof. acide (foie) a donné avec
l'ac. sulfurique et le bichromate une réaction
violacée pouvant être confondue avec celle de la
strychnine : les autres caractères de cet alcaloïde ont manqué ; 2 milligr. de la base extraite
injectés à une grenouille ont déterminé, après
une demi-heure, une paralysie des membres an-
térieurs : aucun symptôme rappelant l'empoisonnement par la strychnine.

---

## *Expérience* II.

Homme 40 ans, écrasé. Mort le 8 juin, autopsie le 18. Putréfaction assez avancée. Teinte
verte de l'abdomen.

Résidus abondants bruns avec les sol. amyliques ; nuls avec le pétrole alcalin ; assez abondants avec chlorof. acide ; faibles avec les autres dissolvants.

Réactifs généraux : précipités peu abondants, sauf avec les résidus amyliq.—Sulfomolybdate : col. gris bleu (alc. amyl.) — Sulfovanadate : col. violette devenant verdâtre, puis brune (alc. amyl.). — Bichromate et ac. sulfurique : col. violacée faible (alc. amyl.). — Ac. sulf. alcool. et perchl. de fer : col. violacée devenant brune (alc. amyl.) ; et col. verdâtre sale (benz. acide et chlorof. acide).

En somme, les réactifs contenant de l'acide sulfurique ont assez souvent donné des colorations diverses, en particulier violacées. On peut faire sur cette expérience des observations analogues à celles de l'expérience précédente.

---

## *Expérience* 12.

Homme, 50 ans (noyé, 8 jours dans l'eau et 2 jours à l'air). Putréfaction avancée. Gaz combustibles sous la peau, brûlant avec flamme bleue.

Résidus peu abondants, sauf avec l'alc. amyl. (Épuisement direct.) Avec le pétrole, benzine, chlorof. alc. ; résidus presque nuls.

Précipités par les réactifs généraux : — Ferricyanure : réduction nette. — Réactifs contenant
de l'acide sulfurique : col. brunes plus ou moins
intenses, et en outre : Sulfomolybdate ; color.
bleue devenant gris (alc. amyl.) ; — Sulfosélénite : color. gris violet (alc. amyl.) ; — Bichromate et ac. sulfurique : col. gris un peu violet
(alc. amyl.) ; — Ac. iodique : réduction nette
(alc. amyl. alcal.) ; — Ac. sulfur. alcool et perchl. de fer. : col. vert sale (benz. acide, reins)
et col. verte (chlorof. acide et alc. amyl. alcal.)

Il y a donc eu diverses colorations violacées
d'ailleurs peu nettes, et des colorations vertes
analogues à celle que donnerait la digitaline
avec l'ac. sulf. alcool. et le perchlorure de fer.

---

## *Expérience* 13.

Femme (écrasée), morte le 23 août. Autopsie le
1er septembre. Putréfaction très avancée.

Résidus notables sauf avec le pétrole alcalin.

Réactifs généraux : précipités faibles. Les résidus amyl. donnent avec le sulfomolybdate des
color. bleues et bleu-gris très fugaces. — Avec
le sulfovanadate et le sulfosélénite, des color.
violacées-gris. En somme, réactions très peu
apparentes.

---

*Expérience 14.*

Femme (écrasée), morte le 23 août. Autopsie le 1er septembre. Putréfaction très avancée.

Mêmes caractères que dans l'expérience précédente.

---

*Expérience 15.*

Homme (noyé), 12 jours dans l'eau. Putréfaction très avancée.

Résidus notables surtout avec l'alc. amyl., la benzine acide et le chlorof. acide.

Réactif de Mayer : pas de précipité. — Iodure de pot. iodurée : précipités très faibles. — Ferricyanure : pas de réduction. Autres réactifs : pas de colorations particulières. En somme, réactions très peu marquées, ou nulles, malgré la putréfaction avancée et la quantité notable des résidus.

---

*Expérience 16.*

Homme (pendu), mort le 6 septembre. Autopsie le 15. Putréfaction très avancée.

Résidus en général très faibles.

Les réactifs généraux donnent des précipités peu abondants. — Ferricyanure : pas de réduction. — Autres réactifs : pas de color. intéressantes. — En somme, réactions peu marquées.

------

## Expérience 17.

Homme (coups de couteau), mort le 3 août. Autopsie le 17. Putréfaction très avancée.

Résidus assez abondants avec l'alcol amyl. ; nuls avec le pétrole alcal. ; très faibles avec les autres dissolvants.

Réactifs généraux : précipités faibles. Sulfomolybdate : col. bleu fugace (alc. amyl.). Rien d'autre à noter.

------

## Expérience 18.

Homme. Mort le 7 août. Autopsie le 9. Cause de la mort non précisée (érysipèle ? Extrêmement putréfié. Gaz combustibles.

Résidus assez abondants, sauf avec le pétrole alc.

Réactifs généraux : précipités abondants. —

Ferricyanure : réduction ; — Sulfomolybdate,
color. violette (alc. amylique). — Sulfovanadate,
color. violette. Les autres réactifs contenant de
l'acide sulfurique donnent aussi des col. violacées (alc. amyl.) ; eau iodée, acide iodique : précipités abondants ; — acide nitrique : color.
orangée.

On a donc observé ici une réaction appartenant à la morphine, une autre appartenant à la
strychnine.

------

*Expérience* 19.

Homme (cause de mort inconnue). Mort le
5 août. Autopsie le 13. Très putréfié. Gaz combustibles.

Résidus abondants avec l'alc. amyl., notables
avec la benz. acide, et chlorof. acide. Nuls avec
pétrole alcalin ; — faibles avec les autres dissolvants.

Précipités par les réactifs généraux. — Sulfomolybdate : color. bleue fugace (alc. amyl.).
— Sulfovanadate : col. verdâtre sale (alc. amyl.).
Cette dernière réaction pourrait faire songer à la
présence de la colchicine.

------

## *Expérience* 20.

Femme, 35 ans (strangulation). Date de la mort inconnue. Putréfaction extrèmement avancée. Épiderme se détachant complètement. Gaz non combustibles sous la peau.

Résidus assez abondants.

Réactifs généraux : précipités. — Ferricyanure. Réduction. — Sulfomolybdate: color. violacée (benz. alc. et alc. amyl. alc.). — Sulfosélénite : même coloration. — Sulfovanadate, col. verte (benz. alc. et chlorof. alc.) — Bichromate et ac. sulfurique : col. violacée (chlorof. alcalin).

La réaction verte du sulfovanadate rappellerait celle de la colchicine ; une réaction pourrait faire soupçonner la présence de la strychnine, — une autre, celle de la morphine.

---

## *Expérience* 21.

Femme (cause de la mort inconnue). Morte le 23 juillet ; exhumée le 2 septembre. Putréfaction très avancée.

Résidus abondants avec l'alcool amylique, la benz. alcaline, le chlorof. alcalin ; — nuls avec le pétrole alc. ; — faibles avec les autres dissolvants.

Précipités par les réactifs généraux. — Rien d'intéressant à noter.

------

### *Expérience 22.*

Homme. Exhumation après 25 mois (Tuberculose).

Les résidus ne sont notables qu'avec l'alc. amyl.

Réactif de Mayer : Rien.

Iodure ioduré : précipités faibles.

Ferricyanure : réduction (alc. amyl. ép. direct).

Sulfovanadate : col. gris violacé ; — Sulfomolybdate, col. bleue fugace (alc. amyl.).

------

### *Expérience 23.*

Femme (affection cardiaque). Exhumation après 24 mois. Décomposition relativement peu avancée.

Résidus très faibles, sauf avec l'alc. amyl.

Précipités très faibles avec l'iodure ioduré.

Rien de particulier à noter.

------

## *Expérience 24.*

Femme. Exhumation après 27 mois. Inhumation ordinaire dans une bière en sapin.

Résidus peu abondants.

Réactifs généraux : précipités très faibles alc. amyl. et chlor. alcal. — Sulfomolybdate, color. bleue fugace alc. amyl. — Col. brunes diverses avec les réactifs contenant de l'acide sulfurique.

En somme, réactions peu marquées.

———

## *Expérience 25.*

Femme (tuberculose). Exhumation après 25 mois. Inhumation dans une bière en chêne avec une mixture contenant du phénol.

Résidus en général assez faibles.

Réactifs généraux : précipités peu abondants. — Ferricyanure : réduction faible. — Ac. nitrique (alcool amyl. alc.) : col. violacée fugace. — Perchlorure de fer (pétrole) : color. violette due à l'acide phénique de la mixture ; les résidus ont l'odeur de l'ac. phénique. — Aucune autre réaction intéressante.

———

*Résumé.*

Les expériences précédentes donnent lieu à
diverses observations que nous résumerons
comme il suit :

1. *Identité des résidus extraits du foie et des
reins.*

D'une manière générale, on peut dire que
les résidus extraits soit du foie, soit des reins
du même cadavre ont présenté des propriétés
analogues : souvent, il est vrai, les résidus
provenant des reins n'ont pas donné de précipités par les réactifs généraux, alors que les
résidus du foie fournissaient des précipités
nets : cette différence peut s'expliquer aisément,
les résidus étant moins volumineux avec les
reins qu'avec le foie, en raison de la différence
de poids.

2. Sauf dans une expérience, on a toujours
trouvé, dans certains des résidus, des matières
offrant les caractères généraux des alcaloïdes ;
le seul cas où l'on n'ait pas constaté de réactions
alcaloïdiques est celui de l'expérience 1, (fœtus
de 7 à 8 mois ne présentant aucune trace de putréfaction). Doit-on attribuer cette absence de
toutes réactions simplement à la petitesse des

viscères mis en expérience ? ou bien à l'état de conservation du cadavre ? C'est ce que nous ne saurions dire exactement.

Les résidus sont jaunes, brun-clair ou bruns ; ils ont généralement une odeur forte et désagréable (odeur rappelant l'aubépine, le seringa, le guano) ; ils sont le plus souvent solides ; quelquefois cependant, ils se présentent sous forme de gouttelettes huileuses ; leur réaction au tournesol est en général fortement alcaline. Les différences qu'ils présentent, tant par leur aspect que par leurs actions sur les réactifs, montrent que ces résidus comprennent un assez grand nombre de produits distincts : mais il n'entrait pas dans notre plan d'étudier ces différences, autrement qu'au point de vue des erreurs possibles dans la recherche des alcaloïdes végétaux.

3. *Quantité des résidus par rapport à l'état de putréfaction*.

Relativement à l'influence de la putréfaction sur les quantités de substances alcaloïdiques isolées, et sur l'abondance des précipités obtenus avec les réactifs généraux, nous avons pu faire diverses remarques qui concordent sensiblement avec les observations de quelques auteurs : ce ne sont pas les cadavres les plus putréfiés qui fournissent le plus de ptomaïnes. La proportion des alcaloïdes est déjà très sensible avec des viscères dont la putréfaction est peu avancée provenant, par exemple, de cadavres de 2 à 4 jours, aux températures moyennes (exp. 2, 4, 5, 6, 7, 8, 9). — La proportion paraît s'augmenter (exp. 10 à 20, à mesure que la putréfaction s'avance : mais, au delà d'une certaine limite, les résidus diminuent et, à coup sûr, ce ne sont pas les cadavres exhumés après plusieurs mois exp. 21 à 23, qui ont fourni le plus de ptomaïnes. Bien qu'il ne soit évidemment pas possible de fixer par des chiffres les états de putréfaction qui donnent le plus de résidus basiques, nous dirons que les doses les plus considérables paraissent se rencontrer dans les cadavres conservés de 8 à 20 jours aux températures moyennes. C'est là une appréciation très vague, on le comprend, puisque la putréfaction dépend d'une foule de facteurs différents [1] :

*4. Sensibilité des réactifs généraux.*

Pour les raisons indiquées p. 67, les précipités

---

1. Voir à ce propos : Armand Gautier, *Recherches sur les Leucomaïnes* ; 1885. — Bocklish, *études sur les alcaloïdes du poisson putréfié ; Deutsche chemische Gesellschaft*, t. XVIII, p. 85, l'auteur constate qu'au début de la putréfaction, il y a peu de produits basiques, et qu'après un temps trop long, il n'y a plus que de l'ammoniaque. — Brieger, Putréfaction de la viande de cheval : les alcaloïdes peuvent avoir disparu après le huitième ou le dixième jour. (*Deut. chem. Gesell.* t. XVI ; p. 1185 et 1105). — Paterno et Spica, *Ptomaïnes avant la putréfaction dans*

obtenus avec les réactifs généraux sont de peu d'intérêt. Mentionnons seulement que des deux réactifs employés, le plus sensible est sans nul doute l'iodure de potassium ioduré.

5. *Valeur des réactifs pour la recherche des alcaloïdes végétaux.*

Venons maintenant à la discussion du point qui nous intéresse le plus spécialement. Quelle est la valeur des réactifs employés, au point de vue de la recherche chimico-légale des alcaloïdes végétaux ? C'est-à-dire, les réactions observées sur des résidus qui contenaient des ptomaïnes et qui ne contenaient pas d'alcaloïdes végétaux, ont-elles été de nature à indiquer faussement la présence d'alcaloïdes végétaux ?

Si l'on passe en revue les nombreuses réactions consignées dans nos tableaux, on voit que, parmi les réactifs employés, il en est de bons et de médiocres. Voici quelques exemples :

Le perchlorure de fer seul n'a jamais donné aucune coloration : on doit donc, jusqu'à nouvel ordre, admettre que c'est un bon réactif de la morphine (col. bleue). La potasse alcoolique ajoutée aux résidus oxydés par l'acide nitrique n'a jamais donné de coloration violette, comme celle que fournirait l'atropine.

*des liquides physiologiques, sang, albumine d'œufs (Gazetta chimica italiana, t. XII, p. 63), etc.*

L'acide nitrique seul produit sur beaucoup de résidus une coloration jaune ou orangée ; beaucoup moins rouge que la teinte obtenue avec la brucine, mais jusqu'à un certain point analogue à celle que donnerait une trace de morphine ; on peut donc conclure que l'acide nitrique est un bon réactif de la brucine et un réactif médiocre ou mauvais de la morphine.

L'acide nitrique n'a jamais donné de coloration violette comparable à celle qu'il fournirait en présence de la colchicine : cet acide est donc un bon réactif de la colchicine.

Quant aux réactifs contenant un grand excès d'acide sulfurique (sulfomolybdate, sulfovanadate, sulfosélénite), on voit que leur emploi est rendu assez incertain par la présence des ptomaïnes. Avec ces solutions, on obtient en effet très souvent des colorations de tons divers, bruns, rougeâtres, bleuâtres, violacés : ces colorations sont généralement identiques à celles que donnerait l'acide sulfurique seul : elles peuvent prêter à des erreurs. C'est ainsi que nous avons observé des colorations violacées avec le réactif de Fröhde, pouvant dans une certaine mesure faire soupçonner la présence de la morphine.

Avec le bichromate de potasse et l'acide sulfurique, nous avons vu se produire une seule fois une teinte violacée analogue à celle que donnerait une trace de strychnine.

Avec l'acide sulfurique alcoolisé et le perchlorure de fer, certains résidus ont fourni des
teintes verdâtres, pouvant être confondues avec
la réaction de la digitaline.

En définitive, nos réactifs ne sont pas d'une
sûreté absolue et, dans une expertise chimico-
légale, dont les conséquences peuvent être si
graves, l'expert, après avoir constaté une réaction indiquant la présence d'un alcaloïde, est
toujours tenu de se poser cette question : Suis-je
sûr que la réaction que je viens d'observer ne
saurait être produite par une ptomaïne ?

Il faut évidemment tenir grand compte de ces
causes d'erreur, mais il ne faut pas non plus en
exagérer l'importance. Et d'abord, disons que
ces réactions colorées, constatées par nous sur
des résidus ne contenant que des ptomaïnes,
réactions qui pouvaient être confondues avec
celles de certains alcaloïdes végétaux, n'ont
jamais été aussi franches, aussi évidentes qu'elles
l'eussent été avec les bases végétales pures.
Jamais un expert consciencieux ne conclurait
formellement à la présence d'un alcaloïde végétal
toxique en s'appuyant uniquement sur des observations aussi vagues ; il chercherait d'abord à
purifier les résidus de manière à rendre les
résultats plus nets ; il ne se contenterait pas
d'une seule réaction, mais chercherait à accu-
muler un ensemble de preuves en comparant
les caractères chimiques avec les résultats de

l'expérimentation physiologique, avec les constatations de l'autopsie, avec les documents relatifs aux symptômes qui ont précédé la mort.

Il faut dire enore qu'en entreprenant ces expériences, nous nous étions proposé de déterminer la valeur de nos réactifs d'alcaloïdes ; c'est-à-dire que nous avions forcément un penchant à les trouver en défaut ; il est bien certain que, dans une expertise ordinaire, nous aurions considéré comme nulle ou insignifiante telle réaction qu'ici nous avons enregistrée comme positive.

Enfin, d'après notre méthode de séparation, les alcaloïdes ne doivent pas se trouver dans tous les résidus indistinctement, puisque cette méthode est justement destinée à établir parmi ces alcaloïdes une sorte de classement. Par suite, il ne suffit pas, pour conclure, d'observer une réaction colorée sur l'un quelconque des résidus, il faut encore que cette réaction, indiquant tel ou tel alcaloïde déterminé, se produise avec les résidus qui doivent contenir cet alcaloïde, et non avec les autres, — sous cette réserve, bien entendu, que la séparation ne peut pas être considérée comme absolue.

Ainsi, nous pensons en définitive que les réactifs employés n'ont évidemment pas tous une égale valeur, que quelques-uns donnent avec certaines ptomaïnes des réactions qui ressemblent à celles de certains alcaloïdes ; mais, comme ces réactions sont toujours peu nettes, si l'on se rappelle qu'une seule réaction colorée ne saurait suffire pour permettre à un expert consciencieux de formuler des conclusions précises ; qu'il faut, pour arriver à de telles conclusions, pouvoir s'appuyer sur tout un ensemble de caractères chimiques ou physiologiques, nous voyons qu'en réalité les chances d'erreur sont infiniment faibles.

6. *Influence de la présence des ptomaïnes lorsque les résidus contiennent réellement des alcaloïdes végétaux.*

Mais nous pouvons envisager la question à un point de vue inverse et nous demander si la présence des ptomaïnes n'est pas une cause d'erreur lorsqu'il existe réellement des alcaloïdes végétaux dans les résidus ; en d'autres termes, l'existence d'une ptomaïne à côté d'un alcaloïde végétal empêchera-t-elle de constater les réactions propres à celui-ci ? Dans beaucoup de cas, nous pensons qu'il peut en être ainsi.

Supposons, par exemple, un résidu contenant une ptomaïne et une trace de morphine : l'addition à un tel résidu, de sulfomolybdate de soude, devra déterminer l'apparition d'une coloration violette, indice de la présence de la morphine : mais ce même réactif produira sur la base provenant de la putréfaction une coloration brune plus ou moins intense ; il pourra

donc arriver que la seconde coloration masque
la première ou empêche de la constater nettement. Dans la pratique, c'est ce qui arrive assez
souvent. Il est inutile de multiplier les exemples
de ce genre : de pareils inconvénients se produisent surtout avec les réactifs contenant un
acide énergique.

Il s'ensuit donc qu'il est indispensable de
purifier les résidus autant que possible, c'est-à-
dire de séparer les alcaloïdes des ptomaïnes :
malheureusement, une séparation complète est
le plus souvent impossible, ou présente de
grandes difficultés. Sans insister sur les procédés à employer, rappelons seulement que, par
dissolution dans l'acide chlorhydrique, beaucoup de bases de putréfaction se détruisent en
se résinifiant, tandis que les alcaloïdes restent
inaltérés ; on peut donc filtrer et évaporer ensuite la solution chlorhydrique de l'alcaloïde
dans le vide en présence de la chaux vive.
D'autre part, nous avons encore eu maintes fois
l'occasion d'observer l'altérabilité des ptomaïnes sous l'influence de l'oxygène de l'air.
En examinant les solutions chlorhydriques des
résidus, immédiatement après leur extraction,
puis quelques jours après, on observe que les
quantités de précipités fournis par les réactifs
généraux sont souvent beaucoup moindres avec
la base longtemps exposée à l'air. De là, un
procédé de séparation assez simple, lorsqu'il

s'agit, du moins, de retrouver un alcaloïde végétal qui n'est pas lui-même oxydable.

Il faut avouer cependant que la séparation des ptomaïnes n'est presque jamais absolue et qu'il y a de réelles difficultés à obtenir des résidus d'alcaloïdes entièrement purifiés.

En définitive, on doit constater que les ptomaïnes sont des causes d'erreurs sérieuses dans la recherche toxicologique des alcaloïdes végétaux. Mais nous estimons que ces causes d'erreurs ont pour principal effet de rendre souvent difficile et quelquefois impossible la caractérisation d'alcaloïdes existant réellement dans les résidus : entre les mains d'un expert soigneux, habitué à juger de l'intensité et de la valeur des réactions et à ne conclure que s'il peut baser son opinion sur un ensemble de faits concordants, nous ne croyons pas que la présence des ptomaïnes puisse fausser les résultats jusqu'à faire admettre à tort l'existence d'un alcaloïde végétal. Pour résumer ce long travail, nous dirions donc volontiers que nos erreurs, en cette difficile matière de la recherche des alcaloïdes végétaux, ont pour effet, bien plutôt de faire innocenter un coupable que de faire condamner un innocent.

# MM. BROUARDEL, GABRIEL POUCHET
## ET J. OGIER

Recherches sur la Saccharine

La saccharine a été découverte en 1879 par
MM. Fahlberg, de Baltimore, et Remsen. Le véritable nom chimique de la saccharine est l'*an-
hydro ortho sulfamine benzoïque* ou, par abré-
viation, le *sulfinide benzoïque*. La préparation
en est longue et compliquée ; nous jugeons inutile d'en donner le détail : le point de départ de
cette fabrication est le toluène, carbure extrait
du goudron de houille, d'où le nom assez im-
propre de *sucre de houille* sous lequel on désigne
aussi parfois la saccharine.

La saccharine se présente sous la forme d'une
poudre blanche soluble dans l'alcool et dans
l'éther, peu soluble dans l'eau froide (100 parties
d'eau en dissolvent 4 décigrammes , peu soluble
dans l'eau chaude. A l'état de sel sodique, elle
se dissout beaucoup plus facilement.

Chimiquement la saccharine n'a aucun lien
de parenté avec les sucres proprement dits.

Elle possède, c'est là sa propriété essentielle,
un pouvoir sucrant fort intense. En représen-

tant par l'unité le pouvoir sucrant du sucre de
canne ou de betterave, on doit évaluer celui de
la saccharine à 280 ou 300. Sa saveur est très
analogue à celle du sucre de canne ; on lui
trouve toutefois, surtout après un usage de
quelques jours, un arrière-goût désagréable.

Il est aisé de comprendre quelle importance
prendrait un pareil produit dans l'alimentation,
s'il était démontré que son usage fût inoffensif.
Actuellement la saccharine est encore d'un
prix élevé (135 fr. le kilogr.), en raison des difficultés de sa fabrication et du prix des produits
qui servent à sa préparation. Il est facile de prévoir que l'industrie perfectionnera ses procédés
et que le prix de la saccharine baissera rapidement. Quoi qu'il en soit, dès à présent la saccharine, soit seule, soit mélangée de glucose,
a, pour un pouvoir sucrant égal, une valeur
vénale bien inférieure à celle du sucre ordinaire.

II. Propriétés physiologiques de la saccharine. — L'étude des propriétés physiologiques
de la saccharine permet de comprendre quelle
influence son usage journalier peut avoir sur la
santé.

Un premier point est hors de doute. La saccharine n'est pas un aliment. Introduite dans
l'économie, elle n'est pas assimilée ; elle traverse presque intégralement l'organisme sans
s'altérer, et elle s'élimine en nature par la sé-

crétion urinaire. Tous les auteurs sont d'accord sur ce point : Aducco et Mosso, Stutzer, Salkowski, Mercier, etc. ; nous avons néanmoins eu soin d'en vérifier l'exactitude. La saccharine est donc pour l'économie une substance au moins inutile, et ne saurait remplacer les sucres proprement dits, qui sont pour l'homme des matières utiles, de véritables aliments.

*Action de la saccharine sur les fermentations.* — La saccharine n'est pas un aliment ; mais introduite dans l'économie en même temps que des aliments vrais, facilite-t-elle, modifie-t-elle leurs transformations, les rend-elle plus ou moins assimilables ?

Les expériences nombreuses que nous résumons ici prouvent que la saccharine est un antiseptique, qu'elle arrête certaines fermentations.

PREMIÈRE SÉRIE

*Expériences de MM. Brouardel et Loye.*

A. ACTION DE LA SACCHARINE SUR LA GERMINATION DES GRAINES : CONCLUSION :

*La saccharine, en solutions très étendues (de 1 à 2 p. 1,000), ralentit énergiquement la germi-*

*nation des graines. Qu'elle soit employée à l'état
naturel (acide), ou qu'elle soit neutralisée, son
action suspensive de la germination est la même.*

B. ACTION DE LA SACCHARINE SUR LA LEVURE DE
BIÈRE : CONCLUSION :

*La saccharine en solution très étendue (1 p.
1,000), entrave énergiquement la fermentation de
la levûre de bière. Cette action suspensive ne se
manifeste plus si la saccharine a été préalablement neutralisée.*

C. ACTION DE LA SACCHARINE SUR LES PRODUITS
SÉCRÉTÉS PAR LES GLANDES DU TUBE DIGESTIF
(SALIVE), SUC PANCRÉATIQUE, SUC GASTRIQUE,
PEPSINE, ETC. — Les expériences précédentes
montrent que la saccharine a une action très
nette sur la végétation de quelques plantes, sur
certains ferments bien connus. Il reste à déterminer son action sur les agents plus complexes
qui commandent la digestion des aliments in-
gérés.

a. *Action de la saccharine sur la salive.* —
1° On met à l'étuve à 44° pendant une heure :

Tube A contenant 20 centimètres cubes d'eau
amidonnée à 1 p. 100 et 2 centimètres cubes de
salive fraîche.

Tube B contenant 20 centimètres cubes d'eau

amidonnée à 1 p. 100, 2 centimètres cubes de salive fraîche, et 2 centigrammes de saccharine.

Pour réduire 5 centimètres cubes de la liqueur de Fehling (correspondant à 25 milligrammes du glucose), il a fallu : 3 centimètres cubes d'eau du tube A, 17 centimètres cubes du tube B.

La transformation a donc été trois fois moins active dans le tube additionné de saccharine.

2° On met à l'étuve à 42° pendant un quart d'heure :

Tube A contenant 10 centimètres cubes d'eau amidonnée à 1 p. 100 et 1 centimètre cube de salive fraîche.

Tube B contenant 10 centimètres cubes d'eau amidonnée à 1 p. 100 et 1 centimètre cube de salive fraîche, plus 2 centigrammes de saccharine neutralisée par le bicarbonate de soude.

Pour réduire 5 centimètres cubes de liqueur de Fehling, il a fallu 1 centimètre cube 5 du tube A, et 1 centimètre cube 8 du tube B, 10 centimètres cubes du tube C.

*La saccharine en solutions très étendues (1 à 2 p. 100) ralentit énergiquement l'action de la salive sur l'amidon. Si la saccharine a été neutralisée par du bicarbonate de soude, le ralentissement n'existe pas d'une façon appréciable.*

*b. Action de la saccharine sur le suc pancréa-*

*tique*. — On fait macérer un pancréas frais de chien dans l'eau distillée ; on obtient ainsi un liquide pancréatique que l'on filtre.

On prépare deux tubes qu'on porte à l'étuve à 50°.

Tube A contenant 20 centimètres cubes d'eau amidonnée à 1 p. 100, et 3 centimètres cubes de macération pancréatique.

Tube B contenant 20 centimètres cubes d'eau amidonnée à 1 p. 100, 3 centimètres cubes de macération pancréatique et de la saccharine.

La saccharine a été ajoutée sans être pesée au liquide pancréatique ; on a filtré ensuite.

Au bout d'une heure, le tube A donne une forte réduction de la liqueur de Fehling ; le tube B (saccharinisé) ne donne aucune réduction.

On prépare une macération fraîche de pancréas de chien.

Tube A contenant 10 centimètres cubes d'eau amidonnée à 1 p. 100, plus 3 centimètres cubes de macération pancréatique.

Tube B contenant 10 centimètres cubes d'eau amidonnée à 1 p. 100, plus 3 centimètres cubes de pancréas, plus 2 centigrammes de saccharine.

On porte pendant 20 minutes les deux tubes à l'étuve à 42 degrés. On trouve ensuite le tube A complètement limpide ; le tube B est resté trouble.

Il faut un demi-centimètre cube du tube A pour réduire 1 centimètre cube de liqueur de Fehling ; il faut plus de 11 centimètres cubes du tube B pour réduire 1 centimètre cube de liqueur de Fehling.

On s'est assuré dans une autre expérience que la saccharine neutralisée ne modifiait pas l'action du liquide pancréatique sur l'amidon.

*La saccharine en solutions très étendues (1 à 2 p. 1,000) supprime ou entrave l'action du liquide pancréatique sur l'amidon. La saccharine ne possède plus cette influence quand elle est neutralisée.*

c. *Action de la saccharine sur le suc gastrique.* — On porte à 40° deux tubes :

Tube A contenant : suc gastrique naturel, 11 centim. cubes ; acide chlorhydrique à 4 p. 1,000, 5 centimètres cubes ; albumine coagulée (blanc d'œuf), 2 grammes.

Tube B, même contenu, auquel on ajoute 5 centigrammes de saccharine.

Deux jours après, la digestion est achevée en A, il n'y a plus de cubes d'albumine ; elle est incomplète en B, lequel renferme encore 1 gr. 4 d'albumine en cubes.

On porte à l'étuve à 40° deux tubes :

Tube A contenant : suc gastrique naturel, 12 centimètres cubes ; acide chlorhydrique à

4 p. 1,000, 10 centimètres cubes ; albumine coagulée, 2 grammes.

Tube B, même contenu, auquel on ajoute 5 centigrammes de saccharine.

Le lendemain, la digestion est presque terminée en A, où il ne reste que 20 centigrammes d'albumine en cubes ; elle est beaucoup plus retardée en B, qui renferme encore 80 centigrammes de cubes d'albumine.

*La saccharine à 2 ou 3 p. 1,000 retarde l'action du suc gastrique sur l'albumine.*

D'autres essais de M. Gabriel Pouchet confirment ces résultats :

Solution d'acide chlorhydrique à 3 p. 1,000, 100 centim. cubes ; pepsine de Hottot, 0 gr. 20.

Albumine coagulée décomposée en petits cubes, 10 grammes.

On fit trois mélanges semblables qui servirent de types.

A six autres mélanges identiques, préparés en même temps, on ajouta 5, 10, 15, 20, 25, 50 centigrammes de saccharine, en rendant le mélange aussi intime que possible, puis on plaça le tout dans une étuve chauffée à 38, 39 degrés.

Au bout de huit heures, les trois mélanges non additionnés de saccharine étaient presque complètement limpides, et l'albumine entièrement transformée en peptone.

Le mélange contenant 5 centigrammes de saccharine renfermait encore un résidu assez notable d'aspect floconneux à la surface, et le lendemain, c'est-à-dire après vingt-quatre heures d'étuve, le liquide montrait encore quelques flocons grisâtres.

Les mélanges contenant 10 et 15 centigrammes de saccharine renfermaient encore le lendemain une notable quantité d'albumine non attaquée, à peine gonflée.

Quant à ceux renfermant 20, 25 et 50 centi-grammes de saccharine, la digestion de l'albu-mine était à peine commencée le soir de la mise en marche de l'expérience, après neuf heures d'étuve ; et le lendemain, après vingt-quatre heures, les angles des fragments d'albumine étaient à peine gonflés et émoussés dans le mé-lange à 50 centigrammes.

Au bout de trois jours, les mélanges à 20 et 25 centigrammes, dans lesquels existait encore de l'albumine non transformée, ont commencé à se couvrir de moisissures. A cette époque, le mélange à 50 centigrammes renfermait encore 1 gramme environ d'albumine non attaquée.

Il est à remarquer que, pour les mélanges renfermant une assez forte proportion de saccha-rine, cette substance, insoluble dans le véhicule dont la quantité se trouvait insuffisante eu égard à sa solubilité, était déposée à la surface de l'albumine et adhérente aux fragments, ce qui a

dû probablement influencer davantage l'empê-
chement à la peptonisation.

En résumé, les expériences que nous avons
instituées, celles d'autres observateurs, de
M. Constantin Paul, par exemple, sont concor-
dantes ; elles montrent que la saccharine a une
action suspensive sur la digestibilité des aliments
quaternaires ou ternaires, elle modifie profondément la marche des transformations que
doivent subir dans le tube digestif les aliments
que nous ingérons, elle retarde tous les actes de
la digestion, elle doit rendre nécessairement
celle-ci plus lente, plus pénible ; ses propriétés
étudiées expérimentalement doivent faire prévoir
qu'elle rendra dyspeptiques les personnes qui
en feront usage.

C'est ce que l'observation sur l'homme a démontré à maintes reprises (Stadelmann, Hedley,
Worms, Pavy : troubles digestifs consécutifs à
l'ingestion de saccharine chez les diabéti-
ques, etc.).

Pour compléter ces résultats, nous avons fait
un certain nombre d'expériences sur des animaux.

Trois chiens ont été soumis à un régime
sacchariné pendant un mois. Ces trois chiens, à
peu près de même taille, recevaient une alimentation identique. Ils absorbaient en outre, chaque
jour, le premier 1 gramme, le second 2 grammes,
le troisième 3 grammes de saccharine de Falberg.

Les poids de ces animaux n'ont subi que de faibles variations, ils ont un peu augmenté. — Un quatrième chien, nourri de la même manière, sans saccharine, servait de témoin.

Le premier chien est mort après trois semaines. Les symptômes qu'il a présentés furent, pendant les deux derniers jours, une paralysie du train postérieur, de la diarrhée, une conjonctivite purulente avec kératite de l'œil gauche. A l'autopsie on trouva une broncho-pneumonie du poumon droit ; l'autre poumon était sain. Le cœur, le foie, les reins, l'estomac et l'intestin paraissaient sains. Ces symptômes et ces lésions sont ceux que l'on rencontre dans la maladie des jeunes chiens. Nous ne pensons pas qu'il y ait lieu d'en tenir compte dans le bilan des faits imputables à la saccharine.

Les deux autres chiens, qui avaient absorbé en un mois l'un 60 grammes, l'autre 90 grammes de saccharine, et le témoin, ont été sacrifiés en même temps, après avoir reçu tous trois, deux heures et demie avant leur mort, un repas identique. A l'autopsie, l'examen du contenu de l'estomac nous a montré que la digestion était à peu près également avancée chez les trois animaux. Les divers organes étaient sains ; l'examen histologique n'a révélé aucune particularité intéressante.

En résumé, la saccharine ne paraît pas avoir exercé d'influence sur la santé de ces animaux.

DEUXIÈME SÉRIE

## *Expériences de MM. Brouardel et Loye*

1° Deux chiens de même poids ont reçu ensemble le même repas; l'un a pris de plus 1 gramme de saccharine. Les deux animaux sont sacrifiés après trois heures. L'examen de leur estomac montre que leur digestion est également avancée; chez tous les deux les chylifères sont très lactescents; il y a du liquide dans l'intestin grêle, du sucre et des peptones. La saccharine ingérée en une fois n'a pas produit de troubles immédiats de la digestion;

2° Trois autres chiens sont mis en expérience; celles-ci continuent actuellement; nous donnons les résultats obtenus du 12 juin au 25 juillet 1888.

*a.* Chienne de 5 kilog. 200 soumise à un régime régulier: viande 100 grammes, graisse 20 grammes, pain 50 grammes, eau 200 grammes par jour, l'animal est laissé continuellement dans sa cage, de façon à recueillir toute son urine. Le deuxième jour, le 13 juin, il reçoit 3 décigrammes de saccharine, et à partir de cette date quotidiennement la même quantité.

On a noté, de jour en jour, le poids de l'animal, la quantité d'urine émise et la dose d'urée

qu'elle contenait : il n'y a pas eu de modification
appréciable : l'appétit est resté normal.

*b.* Chien de 6 kilog. 730, non soumis à un régime régulier, gamelle ordinaire dans laquelle
on ajoute chaque jour 3 décigrammes de saccharine :

En 39 jours, l'animal a perdu 1 kilog. 200,
environ un cinquième de son poids. Il a un peu
d'inappétence.

*c.* Chien de 18 kilogrammes, non soumis à un
régime régulier. Tous les jours on ajoute à sa
gamelle 1 gr. 50 de saccharine soluble de
Mercier.

En trente-sept jours, l'animal a perdu 2 kilog. 700, environ 1/7 de son poids.

En résumé, on ne peut dire que ces expériences démontrent l'innocuité absolue de l'usage
de la saccharine pour les chiens. MM. Ogier et
P. Loye notent tous deux qu'après quelques
jours les chiens manifestent un profond dégoût
pour les aliments saccharinés. On sait que, malgré la saveur sucrée de la saccharine, les mou-
ches ne font pas de confusion avec le sucre de
canne, elles ne touchent pas au sucre de houille.
Mais s'il n'est pas établi que l'usage de la
saccharine, pendant un temps d'ailleurs relativement court, ait produit chez des chiens des

troubles digestifs, devons-nous conclure qu'il
en sera de même chez l'homme ? Ne savons-nous
pas que les chiens ont une puissance digestive
bien supérieure à la nôtre ? N'ingèrent-ils pas et
ne digèrent-ils pas tous les jours des morceaux
de viande en putréfaction, des os, des détritus
de toute espèce ? En admettant qu'il n'y ait pas
lieu de tenir compte des faits que nous avons
rapportés ci-dessus, et dans lesquels les chiens
soumis à une alimentation saccharinée ont subi
un amaigrissement notable, nous ne pourrions
dire que la saccharine, indifférente pour le chien,
le sera également pour les organes digestifs de
l'homme. L'observation directe des malades
traités par MM. Worms, Pavy, etc., prouve
d'ailleurs le contraire.

Nous avons voulu connaître l'action de la
saccharine sur le sang. A petites doses, nous
n'avons rien observé. Dans une expérience,
M. Gabriel Pouchet a fait à un chien une injection intraveineuse de 10 grammes de saccharine en une fois : nous avons trouvé dans le
sang la réaction de la méthémoglobine. Cette
influence de la saccharine sur le sang devra être
étudiée dans des conditions plus précises.

Nous avons dit qu'un chien avait succombé à
des accidents qui rappellent ceux de la maladie
des jeunes chiens, avec une paraplégie très nette.
Dans une de nos expériences avec M. Loye, nous
avons également eu à observer une paraplégie

sans aucun phénomène qui puisse être imputé à la maladie des chiens. Voici cette expérience :

*24 avril.* Chien de 5 kilog. 310. On lui donne dans sa gamelle un décigramme de saccharine.

Les jours suivants on donne 2 décigrammes au lieu de 1 ; l'animal mange peu.

|  | Poids. |  |
|---|---|---|
| 3 mai..................... | 4,650 | grammes. |
| 5 mai..................... | 4,450 | — |
| 11 mai..................... | 4,300 | — |
| 23 mai..................... | 3,630 | — |
| 6 juin .................... | 3,690 | — |
| 13 juin ................... ..... | 3,430 | — |

Le 15 juin l'animal présente des secousses dans le train postérieur : peu à peu ses membres se paralysent, bientôt les quatre membres sont complètement inertes, la sensibilité est affaiblie, l'animal ne peut plus se tenir debout. Le 16 juin, son poids est de 2 kilogr. 970. Il meurt le 17 au matin, ayant perdu plu du tiers de son poids.

M. le D<sup>r</sup> Vibert a fait l'examen histologique de l'estomac, de l'intestin *(iléon)*, du foie, de la rate et des reins de deux chiens qui avaient pris de la saccharine pendant à peu près un mois, à la dose de 1 à 3 grammes par jour. Les organes étaient sains. Cependant le rein d'un des chiens présentait une stéatose assez marquée des cellules épithéliales. Nous ne voulons pas conclure de ce fait, parce que les cellules épithéliales des reins du chien contiennent de la graisse à l'état normal. Cet état était plus marqué que d'habitude. Nous nous contentons de noter le fait.

Nous ne devions pas passer ces constatations sous silence, mais comme elles sont isolées, nous n'en tiendrons aucun compte dans nos conclusions, laissant à l'avenir le soin de préciser leur valeur.

*Résumé.* — En thèse générale, les matières antiseptiques ou capables d'entraver la fermentation, matières si intéressantes au point de vue thérapeutique, ne doivent pas être introduites dans l'alimentation. Rappelons qu'une substance n'est un aliment qu'à condition d'être altérable, de pouvoir subir dans l'économie toute la série de transformations qui la rendent assimilable. Non seulement, comme nous l'avons dit, la saccharine n'est pas un aliment, mais il y a plus : par ses propriétés antiseptiques, elle rend partiellement inaltérables les substances alimentaires auxquelles elle se trouve mélangée. Remplacer le sucre par la saccharine, c'est supprimer un aliment pour le remplacer par un corps inerte ; c'est entraver ou retarder les actions physiologiques qui produisent la transformation en sucre des matières amylacées : c'est, en somme, exposer de ce chef l'organisme à un double déficit. Le retard apporté à la transformation de la fibrine, de l'albumine, n'est pas moins bien démontré ni moins grave.

Tels sont les motifs pour lesquels nous croyons que la saccharine ne doit pas être introduite dans l'alimentation. En résumé :

1° La saccharine n'est pas un aliment et ne peut pas remplacer le sucre ;

2° L'emploi, dans l'alimentation, de la saccharine ou des préparations saccharinées, suspend ou retarde les transformations des substances amylacées ou albumineuses ingérées dans le tube digestif ;

3° Ces préparations ont donc pour effet de troubler profondément les fonctions digestives. Elles sont de nature à multiplier le nombre des affections désignées sous le nom de dyspepsie ;

4° L'emploi de la saccharine est encore trop récent pour que les conséquences d'une alimentation dans laquelle entrerait journellement de la saccharine puissent être toutes bien déterminées ; mais dès maintenant il est établi que son usage a sur la digestion une influence nuisible, et nous sommes en droit de conclure que la saccharine et ses diverses préparations doivent être proscrites de l'alimentation [1].

----

1. Brouardel, Gabriel Pouchet et Ogier, *Hygiène alimentaire, Saccharine, son usage dans l'alimentation publique, son influence sur la santé.* (*Annales d'hygiène,* octobre 1888, 3ᵉ série, t. XX, p. 300).

# J. OGIER


## Expériences sur les légumes reverdis au moyen
## des Sels de cuivre

———

La question de la nocuité des légumes conservés, reverdis au moyen du sulfate de cuivre, a été discutée à maintes reprises. Faut-il interdire cette pratique, comme funeste à la santé publique ? De nombreux travaux ont démontré que les sels de cuivre ne sont pas des poisons violents, et l'on peut admettre que la présence de minimes quantités de cuivre dans les légumes de conserve, pois, haricots, flageolets, ne saurait déterminer des accidents graves. Dans les expériences suivantes, nous nous sommes préoccupé de voir dans quelle mesure l'addition de sulfate de cuivre pouvait retarder la digestion des légumes, et en rendre l'usage, sinon dangereux, du moins malsain.

Les légumes ont été préparés au Laboratoire de la manière suivante :

### POIS

|       |         |      |              |   |       |   |
|-------|---------|------|--------------|---|-------|---|
| I.    | 100 gr. | pois | + 100 eau    |   |       |   |
| II.   | 100 gr. | —    | + 100 eau contenant 0.001 cuivre métal. |
| III.  | 100 gr. | —    | + 100        | — | 0.010 | — |
| IV.   | 100 gr. | —    | + 100        | — | 0.100 | — |

## HARICOTS

V.    100 gr. haricots $+$ 100 eau
VI.   100 gr.      —    $+$ 100 eau contenant 0.001 cuivre métal.
VII.  100 gr.      —    $+$ 100      —           0.010      —
VIII. 106 gr.      —    $+$ 100      —           0.100      —

Les échantillons II et III, VI et VII fixent la
totalité du cuivre ; les échantillons IV et VIII
n'en fixent qu'une partie. 100 gr. de légumes
frais contenaient en définitive :

| | | |
|---|---|---|
| I. Pois. . . 0 gr 000 cuivre | V. Haricots. 0 gr 000 cuivre |
| II. Pois. . . 0   001   — | VI. Haricots. 0   001   — |
| III. Pois. . . 0   010   — | VII. Haricots. 0   010   — |
| IV. Pois. . . 0   074   — | VIII. Haricots. 0   040   — |

Le reverdissage est un peu insuffisant comme
couleur avec les échantillons II et VI ; suffisant
avec les nᵒˢ III et VII, exagéré avec les nᵒˢ IV et
VIII, qui ont d'ailleurs un goût de cuivre très
prononcé.

1º DIGESTION AVEC PEPSINE. — On a fait digérer pendant trois jours à 35º, 5 grammes de légumes broyés avec 200 centim. cubes d'une solution de : pepsine Hottot 5 gr., eau (100 centim.
cubes), acide chlorhydrique (1 gr.). On a pesé
les résidus solides, lavés et séchés à 100º. Les
chiffres sont discordants, l'expérience manque
de précision à cause de la difficulté de peser des
échantillons (humides) bien comparables. On ne

distingue pas l'influence du reverdissage sur la digestibilité. Il semblerait même que les légumes reverdis ont perdu plus de poids que les autres.

2° Digestion avec une macération d'estomac de veau. — Macération d'un estomac de veau, dans 1 litre d'eau avec 5 centim. cubes d'acide chlorhydrique. Les poids des résidus non digérés, après 12 heures, sont pour 2 gr. de légumes mis en expérience :

| ÉCHANTILLONS A | RÉSIDUS | |
|---|---|---|
| | POIS | HARICOTS |
| 0 gr 000 cuivre . . . . | 0 gr 46 | 0 gr 08 |
| 0 001 — . . . . | 0 43 | 0 10 |
| 0 010 — . . . . | 0 46 | 0 06 |
| Pois . .( 0 074 — . . . . | 0 51 | 0 10 |
| Haricots..( 0 040 — . . . . | | |

Les chiffres sont très voisins, l'influence du reverdissage n'apparaît pas.

3° Digestion avec suc pancréatique. — La vitesse de saccharification des matières amylacées est très grande avec tous les échantillons.

4° Digestion avec pepsine Hottot. — 2 grammes de légumes humides, broyés et essorés rapidement. Solution composée de : Pepsine 1 gr. et 25 centim. cubes d'une solution chlorhydrique à 8 gr. pour 1000. On a pesé les résidus, et d'autre part les extraits fournis par la dessiccation à 100° de 10 centim. cubes des liquides.

| ÉCHANTILLONS AVEC | RÉSIDUS | | EXTRAITS DE 10cc DU LIQUIDE DIGESTIF | |
|---|---|---|---|---|
| | POIS | HARICOTS | POIS | HARICOTS |
| 0 gr 000 cuivre. | 0 gr 73 | 0 gr 52 | 0 gr 32 | 0 gr 26 |
| 0   001   — | 0   74 | 0   53 | 0   44 | 0   22 |
| 0   010   — | 0   71 | 0   53 | 0   32 | 0   22 |
| Pois . .{ 0   074   — | 0   74 | 0   51 | 0   36 | 0   24 |
| Haricots.{ 0   040   — | | | | |

Si l'on admet que le cuivre empêche la digestion, les poids des résidus devraient aller en croissant quand le cuivre augmente, et les poids des extraits en décroissant : on n'observe ici rien de pareil.

5° DIGESTION AVEC MACÉRATION D'ESTOMAC DE VEAU. — La plupart des expériences précédentes manquent de précision à cause de la difficulté de peser les légumes humides. Dans les suivantes, nous avons opéré sur des légumes séchés dans le vide, puis réduits en poudre fine : pesées de 0 gr. 500, et 20 centim. cubes de liquide digestant : digestion 1 heure à 35°. Les résidus lavés, séchés et pesés dans des conditions bien comparables sont :

| ÉCHANTILLONS AVEC | POIS | HARICOTS |
|---|---|---|
| 0 gr 000 cuivre . . . . . | 0 gr 454 | 0 gr 439 |
| 0 001 — . . . . . | 0 453 | 0 439 |
| 0 010 — . . . . . | 0 459 | 0 444 |
| Pois . .( 0 074 — . . . . . | 0 462 | 0 436 |
| Haricots..( 0 040 — . . . . . | | |

Les chiffres sont à peu près identiques et il paraît impossible de conclure d'après ces résultats que la digestion a été retardée par le reverdissage.

6° DIGESTION AVEC INFUSION DE PANCRÉAS DE PORC. — 0 gr. 500 de légumes desséchés, et 25 centim. cubes d'infusion pancréatique. On agite pendant deux minutes et on filtre immédiatement. Les résidus comme dans les expériences précédentes sont tous à peu près pareils.

De l'ensemble de ces essais, il résulte que la digestibilité des légumes reverdis n'est pas sensiblement moindre que celle des légumes au naturel.

Il n'y a donc pas lieu d'interdire le reverdissage, lorsque l'addition de sel de cuivre est pratiquée avec modération.

D'après les relevés d'analyse du Laboratoire municipal, 21 p. 100 environ des légumes de conserve (pois, flageolets, haricots) sont reverdis au cuivre. Les doses de métal trouvées pour 66 échantillons du commerce, variaient de 0 gr. 005 de cuivre métallique pour 100 gr. de légumes, à 0 gr. 020[1].

1. Voir *Recueil des travaux du Comité consultatif d'hygiène.*

# MM. J. OGIER ET BERTRAND

Sur une épidémie d'intoxication saturnine causée
par des Farines

---

Ce travail contient la relation et l'explication
d'une épidémie d'intoxication saturnine, qui
sévit en 1887, aux environs de Roanne, et dont
les causes ont été assez curieuses.

Cette épidémie frappa plus de 100 personnes
de tout âge, dans les communes de Villemontais,
Lentigny et Saint-Maurice. Les symptômes furent de gravités diverses : l'apparition du liseré
saturnin, chez un grand nombre de malades,
permit d'établir le diagnostic en toute sûreté.
Aucun malade ne succomba ; les plus gravement
atteints étaient en général des gens de la classe
pauvre. L'origine de cette épidémie devait être
dans la consommation d'un produit d'alimentation journalière ; pour divers motifs, on ne pouvait pas incriminer l'eau potable, ni des éta-
mages plombifères, ni des poteries vernissées
au plomb. Il était indiqué de penser à la farine,
et l'expérience montra bientôt que cette hypothèse était exacte.

Il fut d'abord constaté que tous les malades consommaient des farines fabriquées à un même moulin ; les uns mélangeaient ces farines avec des farines supérieures, provenant de Roanne, et exemptes de plomb ; ils ne présentaient qu'à un faible degré les phénomènes d'intoxication saturnine ; les autres, appartenant à la classe pauvre, beaucoup plus gravement atteints, étaient ceux qui consommaient exclusivement des farines de seigle moulues à l'établissement indiqué. Enfin, dans une habitation où sévissait la maladie, il pouvait arriver qu'une personne restât indemne : c'était que cette personne faisait usage de pain blanc, acheté chez le boulanger et fabriqué avec des farines de Roanne.

Nous vérifiâmes d'abord que les farines suspectes contenaient en réalité du plomb. Pour cet essai, on calcinait au moufle 200 gr. de farine, les cendres étaient reprises par l'acide nitrique ; la solution était évaporée à sec et le résidu traité par l'acide sulfurique, puis calciné de nouveau au rouge sombre. Les traces de sulfate de plomb étaient reconnues au moyen de l'iodure de potassium ou du chromate de potasse : nous avons pu dans certains cas trouver assez d'iodure de plomb pour le faire cristalliser et le reconnaître nettement au microscope. — Les farines contenaient souvent des quantités appréciables de cuivre : dans ce cas, la réaction de l'iodure de potassium donne des résultats incertains : on peut alors transformer ces deux métaux en carbonate et séparer le cuivre au moyen du cyanure de potassium. Les quantités de plomb trouvées étaient toujours trop faibles pour qu'on en pût faire le dosage.

Dans les intoxications saturnines dues à des farines, la cause primitive est généralement l'emploi de mastics plombifères ou de plomb métallique dont les meuniers se servent pour boucher les fissures des meules. Tel n'était pas ici le cas; les fissures des meules étaient obturées, comme on le fait souvent, avec du soufre.

Nous trouvâmes la cause de l'épidémie dans un élévateur, destiné à transporter la farine de la meule au blutoir. Cet élévateur était formé de godets étamés, au nombre de vingt et un; mais parmi ces godets il s'en trouvait neuf qui étaient construits en tôle plombée. Pour vérifier nettement l'influence de ces godets, nous avons analysé la farine avant son passage dans l'élévateur et à la sortie du blutoir : les seconds échantillons contenaient du plomb, les premiers n'en contenaient pas.

Un appareil voisin, qui n'avait que des godets étamés, donnait des farines non plombifères.

Lorsque, sur notre conseil, le meunier eut supprimé les godets en tôle plombée, l'épidémie cessa très promptement.

Il semble au premier abord que les doses de plomb que peuvent avoir perdues de semblables godets, par un contact en somme peu prolongé avec les farines, doivent être bien minimes : diverses expériences, dont nous ne donnerons pas le détail, ont montré que les surfaces plombées de ces godets avaient perdu par l'usage la plus grande partie de leur métal, et que les doses de plomb entraînées étaient beaucoup plus considérables qu'on ne le supposerait au premier abord et avaient pu s'élever, pour les neuf godets, à 150 grammes au moins. Le métal paraît être entraîné à l'état de sulfure de plomb : la sulfuration est due sans doute à des parcelles infinitésimales de soufre, empruntées aux fissures des meules.

Il y a donc lieu de proscrire absolument dans les meuneries l'usage des tôles plombées. Les faits que nous venons de résumer montrent une fois de plus et d'une manière très frappante l'influence nocive que peut exercer l'ingestion des composés plombiques à doses excessivement faibles, mais longtemps répétées[1].

---

1. Bertrand et Ogier. *Sur une épidémie d'intoxication saturnine, causée par des farines.* (*Annales d'Hygiène et de médecine légale*, 1888, 3ᵉ série, t. XIX, p. 68).

# E. CHERBULIEZ

Contribution à l'étude spectrophotométrique du sang

oxycarboné. — Applications médico-légales

———

Ce travail est le point de départ d'une étude d'ensemble sur le sang oxycarboné et les diverses questions qui s'y rattachent. Bien des problèmes intéressants, concernant l'empoisonnement par l'oxyde de carbone, pourraient être résolus, si nous étions en possession d'une méthode simple d'analyse quantitative, permettant de doser l'oxyde de carbone dans de très petites quantités de sang. L'analyse spectrale peut seule remplir ce but.

Le travail de M. Cherbuliez débute par une étude critique de la méthode spectro-photométrique. Cette méthode a été établie théoriquement pour la première fois par Bunsen et Roscoe 1857, puis développée par Vierordt qui l'a transportée dans le domaine expérimental, en créant le premier spectrophotomètre 1871.

Le point de départ de la méthode a été l'observation suivante :

Lorsqu'on place devant la fente d'un spectroscope une solution colorée quelconque, on voit, dans certaines régions du spectre, variables selon la substance colorante, se dessiner des zones plus ou moins obscures qui sont l'indice de l'absorption de certaines radiations spectrales. Si l'on fait alors varier soit la concentration, soit l'épaisseur de la couche liquide mise en expérience, les plages obscures s'assombrissent ou s'éclaircissent, selon que le nombre de molécules colorées que doit traverser le faisceau augmente ou diminue : il est facile de conclure de là à la possibilité d'une relation plus ou moins simple entre l'absorption et la concentration.

C'est cette relation qu'ont établie et développée les auteurs cités plus haut. M. Cherbuliez en reproduit la démonstration sous la forme classique et la fait suivre de quelques développements personnels, ainsi que d'une démonstration nouvelle, aussi simple qu'élégante, due à l'obligeance de M. Lippmann, professeur à la Sorbonne.

Nous ne suivrons pas l'auteur dans les détails de cette partie théorique de son sujet : relevons seulement quelques points fondamentaux pour faire comprendre l'application pratique de la méthode spectrophotométrique.

Elle exige l'emploi d'un instrument qui puisse donner la mesure de l'affaiblissement que fait subir à une lumière homogène une solution colorée observée sous une épaisseur connue :

l'instrument sera donc forcément constitué par la réunion d'un photomètre et d'un spectroscope.

Étant donné l'affaiblissement, c'est le logarithme négatif de cet affaiblissement que Bunsen a nommé *Coëfficient d'extinction*, E. Ce coëfficient est directement proportionnel à la concentration, en sorte que si l'on prend pour unité la lumière incidente d'une part, l'épaisseur observée de l'autre, et si l'on appelle C la concentration de la solution, on a la relation fondamentale

$$\frac{C}{E} = A \text{ (constante)}$$

A et E se rapportant à la même plage spectrale définie en longueurs d'onde.

La constante A a reçu de Vierordt le nom de *rapport d'absorption :* elle peut se déterminer expérimentalement par l'examen photométrique d'une série de solutions titrées de la substance à examiner. On peut d'ailleurs pour la même substance fixer une série de rapports d'absorption A, A′, A″, etc., relatifs à autant de plages spectrales diverses.

La méthode permet en plus de faire, par double détermination, le dosage d'un mélange de deux substances colorantes dont on a établi séparément deux rapports d'absorption sur deux plages spectrales différentes.

L'auteur expose cette méthode des mélanges,

et constate qu'en pratique son application est fort délicate : elle le devient encore plus lorsqu'il s'agit d'hémoglobine : il est difficile, en ce qui concerne cette substance, d'établir avec une approximation suffisante les quatre constantes nécessaires pour échafauder le système de deux équations à deux inconnues qu'entraîne le principe de la méthode. Aussi M. Cherbuliez s'est-il arrêté, pour le dosage de l'hémoglobine oxycarbonée mêlée d'hémoglobine oxygénée à une méthode indirecte dont voici l'exposé théorique.

Soit $x+y$ la concentration absolue d'une solution d'hémoglobine quelconque, dont on puisse établir directement sur deux plages différentes les coëfficients d'extinction,

$$\alpha \text{ et } \alpha' \text{ à l'état oxygéné}$$
$$\beta \text{ et } \beta' \text{ à l'état oxycarboné}$$

soient $x$ et $y$ les poids d'hémoglobine oxygénée et oxycarbonée contenus dans un centimètre cube du mélange et E et E' les coëfficients du mélange lui-même. On a :

$$E = \frac{\alpha x + \beta y}{x + y} \quad \text{et} \quad E' = \frac{\alpha' x + \beta' y}{x + y}$$

Divisant la première équation par la seconde, il vient :

$$x \, (E\alpha' - E'\alpha) = y \, (E'\beta - E\beta')$$

d'où

$$\frac{x}{y} = \frac{E'\beta - E\beta'}{E\alpha' - E'\alpha}$$

relation qui donne le rapport absolu des deux substances en mélange.

Il ne reste plus qu'à calculer $x+y$ en se servant de la relation fondamentale.

Cette méthode n'exige l'intervention que d'un seul rapport d'absorption : on choisira celui qui paraît le plus constant et le mieux établi, et on contrôlera au besoin par d'autres rapports le résultat obtenu.

Après quelques considérations sur l'identification d'une matière colorante par la constance du quotient de deux de ses rapports d'absorption, M. Cherbuliez aborde la partie expérimentale. Il énumère les différents spectrophotomètres jusqu'ici employés (Vierordt, Hüfner, Traunin, Crova, Brauly) et donne enfin la description détaillée de l'appareil dont il s'est servi, appareil construit sur les indications de M. Dupré, sous-directeur du Laboratoire municipal[1].

Cet instrument est formé d'un spectroscope à deux prismes, d'un système de cuves à épaisseurs variables et d'un diaphragme photométrique construit de telle sorte que son ouverture figure constamment un carré parfait dont le centre coïncide avec l'axe optique de l'appareil. Nous sommes obligés, pour la description com-

---

1. Nous adressons à M. Dupré nos remerciements pour l'obligeance avec laquelle il a permis à M. Cherbuliez d'entreprendre l'étude de ce nouvel instrument.

plète de l'instrument, de renvoyer le lecteur au mémoire de M. Cherbuliez. Disons seulement qu'il réunit le triple avantage d'une belle lumière, d'une très forte dispersion et d'une sensibilité photométrique supérieure à celle des appareils à faisceaux juxtaposés.

L'auteur s'en est servi d'abord pour vérifier la méthode ; il a employé dans ce but une substance bien définie comme espèce chimique et d'ailleurs assez peu altérable pour que ses solutions pussent être maniées sans précautions spéciales, l'alun de chrôme violet. Il expose le maniement et le réglage de l'appareil et discute en fin de compte l'erreur probable moyenne qu'on peut s'attendre à faire dans la détermination isolée d'un coëfficient d'extinction. Cette erreur est au maximum de 1/120 ; on peut avec certaines précautions la faire descendre à 1/150, 1/200 et même plus bas encore dans des conditions tout à fait favorables.

Une fois l'instrument et la méthode elle-même hors de cause, M. Cherbuliez aborde l'étude spectrophotométrique de l'hémoglobine. Il expose d'abord la nécessité d'établir les rapports d'absorption au moyen de solutions titrées d'hémoglobine cristallisée ; la préparation de cette substance est longue et pénible ; l'auteur, en modifiant la méthode classique de Preyer, et en utilisant les appareils frigorifiques de la Morgue, a réussi, après quelques tàtonnements,

à réaliser la préparation presque industrielle
du produit. On ne peut entrer ici dans les détails
de ces opérations ; qu'il suffise de dire que le
rendement en hémoglobine cristallisée atteint
jusqu'à 60 et 80 grammes par litre de sang de
cheval employé.

L'auteur étudie ensuite l'hémoglobine sous
les trois états qu'elle présente dans le sang des
individus qui ont succombé à l'intoxication par
des vapeurs de charbon. Cette étude est accom-
pagnée de graphiques photométriques relatifs
à ces trois états et suivis de la détermination de
trois rapports d'absorption pour chaque espèce
d'hémoglobine (oxygénée, réduite et oxycarbonée). Il applique les rapports obtenus au dosage
de l'hémoglobine dans le sang, puis au dosage
par double détermination d'un mélange de deux
espèces d'hémoglobine.

Une discussion générale de tous les résultats
précédents montre d'abord qu'il y a lieu d'établir certaines réserves au sujet de l'existence de
l'hémoglobine en tant qu'espèce chimique, une,
toujours identique à elle-même. On observe des
variations de pouvoir optique en passant d'une
solution à une autre de provenance différente et
ces variations semblent être en rapport avec
des variations de nature de la substance elle-
même.

En étudiant l'hémoglobine au point de vue
de son pouvoir de fixation vis-à-vis de certains

gaz, notamment l'oxygène et l'oxyde de carbone, les résultats concordent avec ceux de l'analyse spectrophotométrique. On trouve que ce pouvoir varie du simple au double d'une expérience à l'autre.

Tenant compte de tous ces faits, l'auteur étudie l'approximation avec laquelle on pourra faire le dosage d'une seule hémoglobine en solution et d'un mélange de deux hémoglobines. Il arrive pour ce dernier cas à une approximation moyenne de 1/25 à 1/30.

L'auteur passe ensuite en revue les applications possibles de la spectrophotométrie à l'hygiène et à la médecine légale. Il expose enfin le plan d'une nouvelle méthode de dosage de l'oxyde de carbone dans l'air, par agitation de cet air au contact d'une solution titrée d'hémoglobine et dosage consécutif de la combinaison ainsi formée. Cette méthode, qui n'est pas encore réglée dans tous ses détails, est en tous cas d'une sensibilité extrême et permettrait d'opérer sur une atmosphère oxycarbonée au 1/10000 avec une prise d'air restreinte à 100 centimètres cubes. Elle permet entre autres de déceler et de doser les traces de gaz toxique contenu dans une bouffée de cigarette.

Elle est basée sur une série d'observations faites par l'auteur sur l'affinité de l'oxyde de carbone pour l'hémoglobine, sur les conditions de stabilité de la combinaison oxycarbonée et sur le procédé à suivre pour obtenir un maximum de réaction optique avec un minimum de gaz en expérience. On trouvera, dans le travail original, cette question traitée avec tous les développements convenables et avec l'indication de quelques réserves au sujet d'expériences restant à faire touchant la relation qui existe entre la réaction optique de l'hémoglobine oxycarbonée et la teneur en gaz combiné.

Le mémoire est accompagné d'une planche hors texte représentant le spectophotomètre de M. Dupré ; de trois graphiques photométriques donnant les valeurs de l'absorption dans la région centrale du spectre pour les trois hémoglobines et à diverses concentrations : enfin, d'une planche en couleur représentant l'apparence spectrale correspondant aux courbes d'absorption des graphiques[1].

---

1. E. Cherbuliez. *Étude spectrométrique du sang oxycarboné, applications médico-légales.* Thèse présentée à la Faculté de Médecine. Paris, 1890.

# A. BROCINER

## Sur la toxicité de l'Acétylène

On sait que l'acétylène se produit en assez
grande abondance dans les combustions incom-
plètes des matières hydrocarbonées, telles que
le gaz de l'éclairage. Il y a donc quelque intérêt
à déterminer si l'acétylène est toxique par lui-
même, ou si, au contraire, la présence de ce gaz
dans une atmosphère limitée n'est à redouter
que parce qu'elle est l'indice d'une combustion
incomplète, laquelle peut donner naissance,
non seulement à l'acétylène lui-même, mais
encore à l'oxyde de carbone, dont les propriétés
toxiques sont connues de tout le monde. Tel
était l'avis de M. Berthelot qui a fait jadis quelques essais sur ce sujet, et telles sont aussi les
conclusions du travail que nous résumons ici.

M. Brociner a étudié l'action de l'acétylène
sur le sang : Au spectroscope, le sang chargé
d'acétylène se comporte comme le sang oxy-
géné normal ; les bandes d'absorption sont les
mêmes ; elles se réduisent de la même manière
et avec la même vitesse sous l'influence du sulfhydrate d'ammoniaque. Au point de vue de la
chimie légale, l'examen spectroscopique du

sang acétyléné ne peut donc présenter d'intérêt pratique.

Le sang défibriné (sang de mouton) absorbe aux températures ordinaires les 8/10 de son volume d'acétylène : sous l'action du vide les solutions d'acétylène dans le sang abandonnent le gaz qu'elles contiennent : pour extraire tout l'acétylène dissous, il convient de chauffer vers 60°. Si l'on abandonne à la putréfaction des échantillons de sang saturé d'acétylène, le volume total d'acétylène extrait par le vide, d'abord très voisin de celui qui a été réellement dissous, diminue peu à peu à mesure que la putréfaction s'avance. On observe en même temps ce fait digne de remarque que le volume d'acétylène extrait à froid reste à peu près constant, et que c'est la dose extraite à chaud qui varie et diminue avec le temps : il semble qu'on pourrait expliquer cette particularité, en admettant que le volume extrait à froid correspond à l'acétylène simplement dissous, et que le gaz extrait à chaud est celui qui est entré en combinaison réelle avec l'hémoglobine et a participé lui-même à la putréfaction.

En tout cas, s'il y a combinaison (comme ont paru l'admettre MM. Liebreich et Bistrow), cette combinaison est certainement très instable, et ne peut nullement se comparer à la combinaison de l'hémoglobine avec l'oxyde de carbone : c'est d'ailleurs ce que démontre la

facilité avec laquelle l'acétylène est déplacé de
sa dissolution dans le sang, par simple contact
avec un gaz inerte.

M. Brociner a fait respirer des animaux dans
des mélanges d'acétylène et d'air, ou d'acétylène et d'oxygène en ayant soin de renouveler
constamment le mélange gazeux. Il n'a pas
réussi à produire d'intoxication proprement
dite, même en opérant avec des atmosphères
contenant jusqu'à 25, 30 et 35 p. 100 d'acétylène. Dans une cloche fermée, de 3 litres et
demi, remplie d'un mélange à volumes égaux
d'oxygène et d'acétylène, un cobaye n'est mort
qu'au bout de trois heures : les lésions observées à l'autopsie étaient celles de l'asphyxie et
ne présentaient rien de caractéristique.

Les conclusions de ce travail sont les suivantes :

1° Le sang chargé d'acétylène n'offre à l'examen spectroscopique aucun signe particulier.

2° S'il y a combinaison entre l'acétylène et
l'hémoglobine, cette combinaison est éminem-
ment instable.

3° L'acétylène n'est pas sensiblement toxique
par lui-même, pas plus que ne le sont divers
autres carbures gazeux, tels que le formène, le
propylène, etc. [1].

1. Brociner. Thèse présentée à l'École de Pharmacie; Paris,
1887 ; *Annales d'Hygiène et de Médecine légale*, 3ᵉ série,
t. XVII, p. 454.

# VIBERT ET J. OGIER

## Présence de l'Albumine dans l'urine des cadavres[1]

Nous avons observé maintes fois que l'urine prise sur le cadavre contient de l'albumine, sans que l'autopsie révèle des lésions des reins, et alors même que les renseignements recueillis sur l'état de santé du sujet ne permettent pas de supposer qu'il a pu être albuminurique pendant sa vie. Dans ce travail, nous avons cherché à savoir jusqu'à quel point ce fait est fréquent : les recherches ont porté sur 28 cadavres, la plupart étaient des individus ayant succombé à une mort violente qui les aurait surpris en pleine santé, au moins apparente.

Sur ces 28 cadavres, 5 seulement ont donné de l'urine qui ne contenait pas d'albumine, c'est-à-dire qui ne se troublait ni par la chaleur, ni par l'acide azotique : c'étaient ceux chez lesquels la putréfaction n'était pas commencée.

L'urine de 14 autres sujets, dont la putréfac-

---

1. Vibert et Ogier. *De la présence de l'Albumine dans l'urine des cadavres. (Annales d'Hygiène et de Médecine légale,* 3ᵉ série, t. XIV, p. 65.)

tion n'était pas commencée, ou du moins très peu avancée, a donné un précipité très faible.

Enfin, chez 9 sujets, l'urine a fourni des précipités plus ou moins abondants : quelques-uns de ces précipités étaient suffisants pour être pesés (0 gr. 5, 2 gr. 2, 2 gr. 8, 1 gr. 4 par litre). Tous ces cadavres étaient putréfiés, à l'exception d'un seul.

Plus des trois quarts des sujets examinés avaient donc des urines albumineuses, en quantité d'autant plus considérable que la putréfaction était plus avancée ; observation qui semblait indiquer que l'urine doit devenir albumineuse dans la vessie, par suite de phénomènes cadavériques.

Ce ne sont pas les modifications subies par l'urine elle-même qui la rendent albumineuse : nous nous en sommes assurés en conservant, dans des vases de verre, des urines non albumineuses ; après 100 jours environ, ces urines, examinées de nouveau, n'étaient pas devenues albumineuses.

C'est à la désagrégation et à la décomposition de la muqueuse vésicale qu'il faut attribuer la production de l'albumine ou de la substance albuminoïde que l'on trouve dans l'urine des cadavres. C'est ce que montre l'examen microscopique des dépôts fournis par ces urines de cadavres putréfiés, urines qui sont généralement troubles et contiennent des granulations et des cellules épithéliales de la vessie souvent réunies de façon à former des lambeaux plus ou moins volumineux. Nous avons complété la démonstration en remplissant d'eau distillée des vessies humaines qu'on abandonnait à la putréfaction. Au bout de peu de temps, le liquide devenait albumineux.

Les conclusions de ce travail sont donc les suivantes :

1° L'urine recueillie sur le cadavre contient très fréquemment de l'albumine : la proportion de celle-ci est d'autant plus grande que la putréfaction est plus avancée ;

2° L'albumine que contient l'urine dans ces conditions provient des parois de la vessie.

La connaissance de ces faits présente un certain intérêt pour le médecin-légiste ; il est souvent très important, pour déterminer les causes de la mort dans les cas où l'autopsie ne révèle pas de lésions organiques suffisantes, de savoir si le sujet était albuminurique. Nos expériences doivent mettre l'expert en garde contre une cause d'erreur fréquente, puisqu'elles montrent que la présence constatée de l'albumine dans l'urine d'un cadavre ne suffit pas pour permettre d'affirmer que le sujet était albuminurique.

## VIBERT ET BORDAS

De l'impossibilité de diagnostiquer la nature
blennorrhagique des Vulvites
par les microorganismes que contient l'écoulement

---

Le médecin légiste est souvent appelé à
donner son avis sur la nature des vulvites qui
se rencontrent chez des victimes d'attentats à la
pudeur : il serait fort important, dans bien des
cas, de pouvoir dire si ces vulvites sont d'origine blennorrhagique, ou non. Des travaux ré-
cents, notamment ceux de MM. Gabriel Roux,
Legrain, Bumm, Neisser, etc., tendraient à démontrer qu'il est possible par l'étude microgra-
phique de diagnostiquer la présence du gonocoque dans les écoulements de ce genre. Des
médecins-légistes ont même déjà fait l'application de ces méthodes au diagnostic de taches
blenhorrhagiques.

MM. Vibert et Bordas arrivent à des résultats
opposés.

Ils ont étudié le pus provenant de vulvites
aiguës, qui n'étaient certainement pas de nature
blennorrhagique, mais qui avaient été provo-

quées par des attouchements, ou s'étaient développées spontanément. Il s'agissait de six petites
filles de deux ans et demie à 11 ans, qui
disaient avoir subi des attouchements de certains individus. Les auteurs ont examiné les six
inculpés (dont l'un avouait), dans un délai qui
n'a pas dépassé huit jours après l'attentat
supposé. Aucun d'eux ne présentait la moindre
trace d'écoulement uréthral.

Or, le pus de toutes ces vulvites contenait un
microcoque, qui dans 4 cas était le seul microbe
qu'on trouvât dans l'écoulement, et qui dans
les deux autres cas était associé à des bactéries.
Ce microcoque présentait tous les caractères qui
sont attribués actuellement au gonocoque : il
avait les mêmes formes et les mêmes dimensions ; il se trouvait presque exclusivement dans
le protoplasma des globules de pus ; *il se décolo-
rait complètement et rapidement par la méthode
de Gram*, caractère qui a été indiqué par
M. Gabriel Roux comme pouvant servir au diagnostic du gonocoque avec les autres micro-
coques qui peuvent se trouver dans les parties
génitales, et auxquels certains auteurs attri-
buent une grande valeur.

La culture de ce microcoque n'a pas non plus
fourni de caractères permettant de le distinguer
du gonocoque.

Il résulte donc de ce travail que l'examen mi-
crobiologique du pus des vulvites ne permet

pas, actuellement, de reconnaître si celles-ci sont ou non de nature blennorrhagique. C'est là un point de médecine légale dont il est aisé d'apprécier l'importance[1].

---

1. *Académie de Médecine* (12 août 1890).

# M. BOUGIER

## Études sur la submersion

La question étudiée par M. Bougier est celle-ci : Est-il possible de diagnostiquer la mort par submersion ? c'est-à-dire : peut-on exactement reconnaître, d'après l'état du cadavre, si l'individu a été jeté à l'eau vivant ou mort.

Cette question a déjà fait l'objet de nombreux travaux, que M. Bougier résume dans un exposé historique assez complet. L'auteur a fait un certain nombre d'expériences, tant à la Morgue qu'au Laboratoire, dans le but de déterminer si l'eau et les matières étrangères pénètrent, chez les noyés et chez les immergés, *post mortem*, dans le larynx, la trachée, les bronches, l'estomac, l'oreille moyenne : ces expériences consistaient principalement à immerger, pendant des temps variables, des chiens vivants ou morts, ou des cadavres humains, dans des bains d'eau ordinaire, ou d'eau renfermant des matières diverses faciles à caractériser après l'autopsie (fuchsine, violet de Paris, iodure de potassium, ferrocyanure de potassium, sciure de bois, sable).

Les conclusions de ce travail sont les suivantes :

Quand on fait le parallèle entre les cadavres des immergés vivants et des immergés *post mortem*, on constate :

1° Que l'aspect extérieur est à peu près le même dans les deux cas, et qu'il n'y a guère que le champignon de mousse, qui ait une valeur pour le diagnostic.

2° Que l'eau et les matières étrangères pénètrent aussi bien dans les voies respiratoires et dans les bronches des submergés que dans celles des immergés *post mortem*, mais que chez ces derniers *les corps étrangers* ne dépassent pas les cinquièmes ou sixièmes divisions bronchiques et que *le liquide* est arrêté aux bronches moyennes par la colonne d'air comprimé, tandis que chez les submergés il pénètre jusque dans les petites bronches.

3° Que l'épiglotte est verticale chez les submergés, alors qu'elle n'est qu'entrouverte chez les cadavres immergés.

4° Que l'eau pénètre en assez grande quantité dans l'estomac des premiers et jamais dans celui des derniers, et qu'en faisant l'analyse comparative entre ce liquide et celui trouvé dans les bronches, on peut arriver à un diagnostic certain.

5° Qu'il en est de même, toute proportion gardée, pour l'oreille moyenne.

6° Que la mousse caractéristique ne se trouve que chez les submergés.

7° Que si la fluidité du sang existe dans certains empoisonnements par l'opium, et quelques asphyxies par les gaz délétères, il est facile, à l'aide du spectroscope et de l'analyse, de faire le diagnostic.

8° Que chez les putréfiés, tous ces signes ont à peu près disparu, et que le médecin-légiste ne peut établir que des présomptions lorsque la putréfaction a débuté par la tête, le cou et le thorax, qu'il y a eu transsudation de liquide rougeâtre dans les plèvres et du liquide dans les oreilles moyennes.

L'auteur conclut à la possibilité de diagnostiquer la mort par submersion chez les submergés à l'état frais, d'après l'ensemble des signes précédemment indiqués ; pour les cadavres putréfiés, on ne peut que faire des conjectures et le diagnostic différentiel doit être fait suivant les lésions observées sur le cadavre.

1. Bougier. Thèse de la Faculté de Médecine. Paris, 1884.

# F. B. PATENKO

Étude sur l'asphyxie de cause mécanique. —

Modifications de la circulation pulmonaire.

Les expériences de M. Patenko, faites sur des chiens asphyxiés par pendaison ou par le gaz d'éclairage ont eu pour but de vérifier la théorie de Donders au sujet de la congestion veineuse, qu'on observe dans les différents organes, surtout dans les poumons d'individus ayant succombé à une asphyxie. Ce phénomène n'est d'ailleurs pas constant, et des observateurs des plus autorisés, tels qu'Hofmann, disent formellement que chez les personnes asphyxiées, surtout chez les pendus, les poumons au lieu d'être congestionnés sont manifestement anémiques. Ainsi donc, pour une même cause, l'asphyxie, on observe tantôt la congestion, tantôt l'anémie du poumon.

Nous ne pouvons donner ici que les conclusions du long mémoire de M. Patenko :

1° La théorie de Donders sur le développement de l'hypérémie congestive pendant la mort par asphyxie est tout à fait confirmée par ces expériences.

2⁰ Il est nécessaire d'admettre deux espèces d'asphyxie :

a) Celle qui se développe après l'inspiration.

b) Celle qui se développe avant l'expiration. Ainsi s'éclaircit la présence ou l'absence de congestions dans les cas de mort par asphyxie développée dans les mêmes conditions extérieures.

3° Mais les deux espèces d'asphyxie comportent quelques phénomènes semblables et constants :

a) Les foyers d'extravasation sanguine dans les poumons, qui ne diffèrent entre eux que par leur provenance (capillaires ou gros vaisseaux).

b) Congestion avec foyers apoplectiques dans le bulbe. De plus, inflammation parenchymateuse aiguë des cellules nerveuses du centre respirateur.

4° Dans l'asphyxie par un gaz irrespirable (gaz d'éclairage), on obtient aussi des résultats nécropsiques dissemblables qui forcent à admettre ici encore deux espèces différentes :

a) Asphyxie avec prédominance des mouvements d'inspiration.

b) Asphyxie avec prédominance du mouvement expiratoire[1].

---

1. Patenko. *Étude sur l'asphyxie de cause mécanique. Modifications de la circulation pulmonaire.* (*Annales d'Hygiène et de Médecine légale,* 3ᵉ série, 1885, t. XIII, p. 209.)

# M. POPOFF

**Emploi** de l'acide picrique pour la détermination des
alcaloïdes végétaux en toxicologie.

On sait qu'un grand nombre d'alcaloïdes
donnent avec l'acide picrique des précipités plus
ou moins insolubles. Un certain nombre de ces
picrates ont été décrits par divers auteurs. Nous
rappellerons seulement ici que, d'après Dragendorff, l'acide picrique fournit des précipités cris-
tallins avec les alcaloïdes suivants : Strychnine,
brucine, quinidine, cinchonine, berbérine, papavérine, narcéine, nicotine, atropine. Les alcaloïdes qui ne précipitent pas en solution au
1/500 sont : la caféine, la théobromine, l'aconitine, la morphine, la codéine, la conicine, la
colchicine, la solanine, la digitaline ; ceux qui
donnent des précipités restant amorphes
seraient la quinine, la vératrine, l'émétine, la
narcotine, la thébaïne, la delphine. En somme,
l'acide picrique est rarement employé dans la
recherche des alcaloïdes et il ne l'est guère qu'à
titre de réactif général.

M. Popoff s'est proposé d'étudier d'un peu

plus près ces réactions de l'acide picrique et, en particulier, de voir jusqu'à quel point l'examen des formes cristallines des composés obtenus pourrait servir, sinon à déterminer rigoureusement les alcaloïdes, du moins à établir des caractères distinctifs de quelque précision. La question est envisagée uniquement au point de vue de la recherche toxicologique, et par suite, l'auteur s'est borné à étudier les réactions faites dans des conditions réalisables dans une expertise d'empoisonnement.

1. Le mode opératoire adopté est le suivant : on prépare une solution aqueuse d'alcaloïde, libre ou sous forme de sel, à 1 p. 100, 2 p. 100, quelquefois plus concentrée. Pour les alcaloïdes très peu solubles, on peut se servir des solutions saturées dans l'eau aiguisée d'acide chlorhydrique. Avec ces solutions types, on en prépare ensuite d'autres de concentrations décroissantes (0,5 p. 100, 0,3 p. 100, 0,1 p. 100, 0,05 p. 100, et 0,01 p. 100). On emploie 1 cent. cube de solution placée dans un verre de montre et on précipite par un léger excès d'une solution aqueuse saturée d'acide picrique. Il n'y a pas d'inconvénient à ajouter un petit excès d'acide picrique, car les picrates d'alcaloïdes ne sont pas sensiblement solubles dans la solution d'acide picrique ; au contraire, quelques-uns sont notablement solubles dans un excès de la solution

d'alcaloïde (nicotine, éserine, cocaïne, igasurine, etc.)

Les précipités au début sont toujours amorphes; certains commencent à cristalliser presque aussitôt, et dès la température ordinaire; d'autres cristallisent plus lentement et seulement lorsqu'on chauffe ou par évaporation. Lorsqu'on porte le mélange vers 100°, tout d'abord les précipités se redissolvent, plus ou moins complètement, selon la concentration des liqueurs; par évaporation, les picrates se séparent de nouveau, soit amorphes, soit cristallisés. En évaporant au bain-marie, on peut obtenir des picrates, même avec des solutions très étendues qui ne donnent pas de précipités.

Toutes ces opérations peuvent se faire sur une lame porte-objet: on examine les préparations au microscope; un grossissement de 40 à 50 diamètres est en général suffisant.

Par cette méthode, l'auteur a obtenu des picrates cristallisés avec les alcaloïdes suivants : cocaïne, codéine, papavérine, morphine, thébaïne, strychnine, brucine, igasurine, atropine, daturine, hyosciamine, nicotine, cinchonine, pilocarpine, spartéine.

II. Dans la description qui suit, nous passerons en revue les divers alcaloïdes en les groupant approximativement selon la facilité avec laquelle leurs picrates cristallisent.

*Strychnine*. — Le précipité se forme avec des solutions contenant moins de 0,01 p. 100 ; il prend très vite, presque ins-
tanément, la forme cristalline, même à la température
ordinaire ; chauffé, il se redissout très difficilement, seulement avec les solutions très faibles (0,05 p. 100, 0,01
p. 100) ; il est aisé d'obtenir des cristaux avec de moins $0^{mg},1$
d'alcaloïde. Ces cristaux se présentent sous forme de tablettes
rhomboïdales (angles 75° et 105°) en général avec une dia-

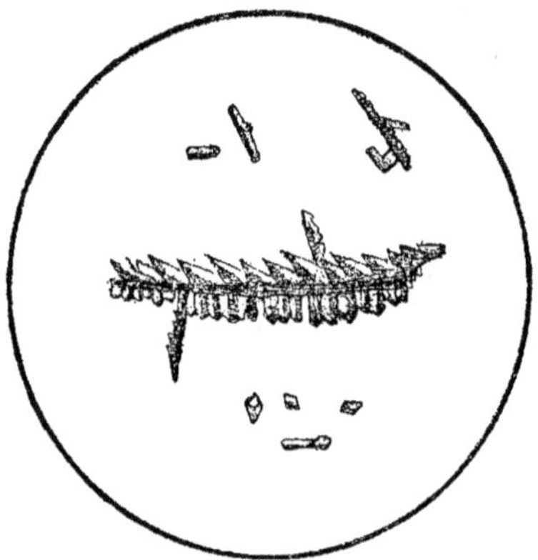

*Fig. 10.* — Picrate de Strychnine.

gonale noire assez visible. D'ordinaire, les tablettes se super-
posent partiellement sur d'assez grandes longueurs, les
grands axes étant disposés sur une même ligne ; il en résulte de grands cristaux en dents de scie assez caractéristiques : on trouve assez souvent deux séries en dents de
scie, accolées l'une à l'autre (fig. 10).

*Nicotine*. — Précipité seulement dans les solutions fortes (2
p. 100, 1 p. 100, 0,7 p. 100) ; se dissout rapidement même
à la température ordinaire et cristallise ensuite presque
aussitôt. Les cristaux une fois formés deviennent difficilement solubles, même par échauffement. Dans les solutions
faibles, pas de précipité, les cristaux se forment par évaporation. On obtient les mêmes effets soit avec la nicotine

libre ($0^{mg},1$) soit avec le chlorhydrate. Prismes rectangulaires très allongés (angles 70° et 180°) accolés les uns aux

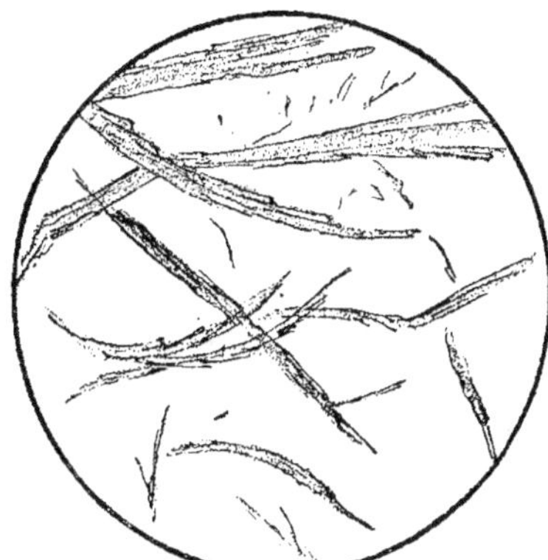

*Fig. 11.* — Picrate de Nicotine.

autres, de manière à former des filaments courbes, d'assez grande longueur (fig. 11).

*Cocaïne*. — Précipité d'abord amorphe dans les solutions jus

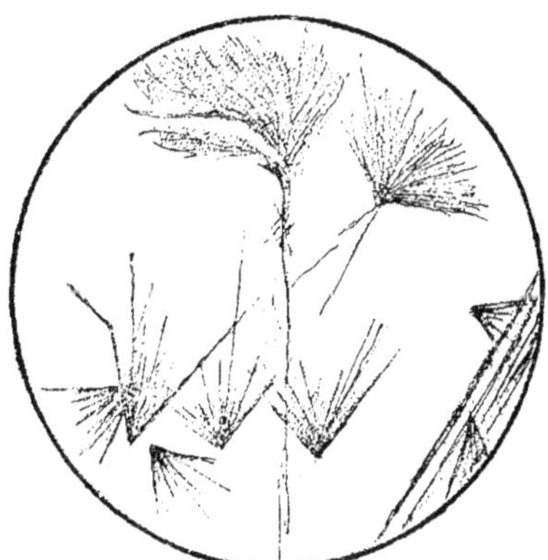

*Fig. 12.* — Picrate de Cocaïne

qu'à 0,3 p. 100 ; commence à cristalliser au bout d'une demi-minute environ à la température ordinaire, et d'au

tant plus vite que la solution est plus concentrée. Dans les
solutions faibles, pas de précipité ; l'addition de quelques
gouttes d'alcool détermine souvent la cristallisation dans
ces solutions non précipitées. Cristaux par évaporation,
même avec $0^{mg},1$ d'alcaloïde. Aiguilles assez épaisses,
réunies en forme de houppes, de plumeaux. ou comme les
rayons d'un éventail (fig. 12).

*Brucine.* — Précipité d'abord amorphe dans les solutions jusqu'à 0,9 p. 100 ; se dissout par échauffement et cristallise

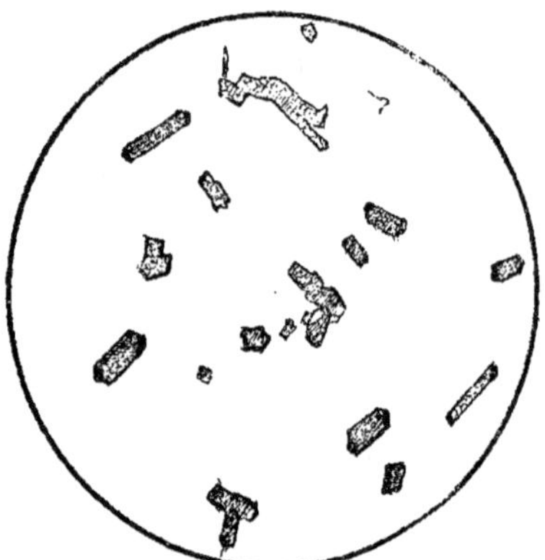

Fig. 13. — Picrate de Brucine.

ensuite très vite ; par évaporation. cristaux avec $0^{mg},1$ d'alcaloïde. Prismes courts et épais de forme assez caractéristique, d'un jaune plus foncé que les autres picrates (fig. 13).

*Igasurine.* — Précipité dans les solutions jusqu'à 0,5 p. 100.
Les caractères du précipité sont à peu près identiques à
ceux du picrate de Brucine. Couleur assez foncée.

*Atropine.* — Précipité amorphe dans les solutions jusqu'à
1 p. 100 ; se dissout facilement par la chaleur et cristallise
ensuite très rapidement. Avec les solutions plus étendues,
pas de précipité. Les cristaux s'obtiennent par évaporation ;
ils entrent en fusion si l'on continue à chauffer vers 100°
après dessiccation. Réaction sensible avec $0^{mg},1$. Tables

minces, carrées (angle 90°) ou plus souvent rectangulaires de dimensions très variées (fig. 14).

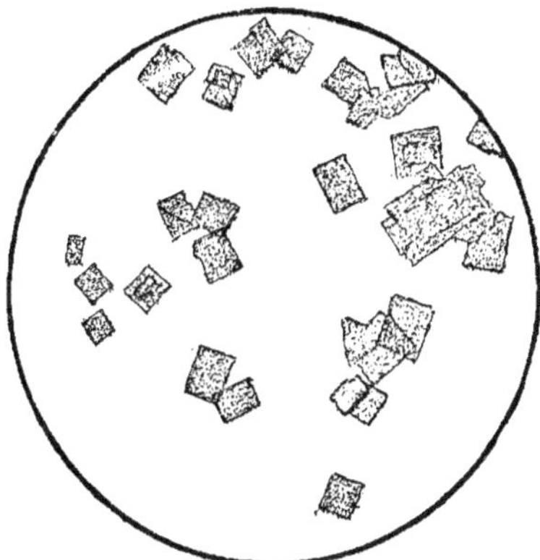

Fig. 14. — Picrate d'Atropine.

*Papavérine.* — Précipité amorphe dans la solution jusqu'à 0,05 p. 100 ; disparaît complètement par échauffement avec les

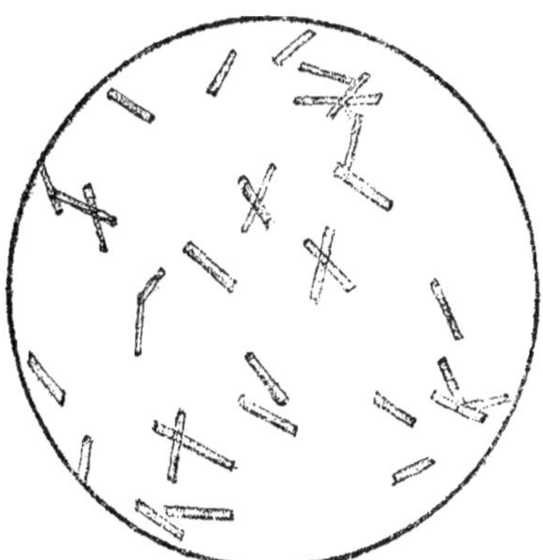

Fig. 15. — Picrate de Papavérine.

solutions faibles, incomplètement avec les solutions fortes. Une partie seulement du picrate cristallise pendant l'éva-



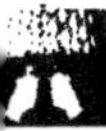

poration. Réaction sensible avec 0mg,1 d'alcaloïde. Lames assez petites, beaucoup plus longues que larges, plus épaisses que les cristaux d'atropine, sauf à de rares exceptions (fig. 15).

*Cinchonine*. — Précipité dans les solutions jusqu'à 0,05 p. 100 ; ne se dissout que difficilement par la chaleur ; cristallise entièrement par évaporation ; réaction sensible avec 0mg,3 d'alcaloïde. Minces tablettes rhomboïdales (angles 70° et 110°) très courtes avec les solutions faibles, arêtes souvent

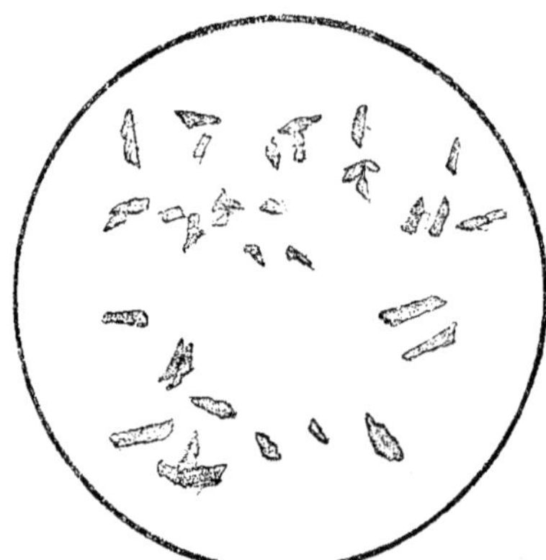

*Fig. 16.* — Picrate de Cinchonine.

indécises ou ébréchées ; avec les solutions plus fortes (2 p. 100), tablettes plus longues et plus étroites, souvent imbriquées les unes sur les autres et prenant l'aspect dentelé d'une petite feuille (fig. 16).

*Spartéine*. — Précipité dans les solutions jusqu'à 0,5 p. 100, se dissolvant lentement par la chaleur. Réaction sensible avec 0mg,5 d'alcaloïde : lames prismatiques de dimensions très diverses.

*Codéine*. — Précipité dans les solutions jusqu'à 0,5 p. 100 ; se dissolvant par la chaleur : l'évaporation est retardée par la production d'une mince pellicule jaune : la solution n'est guère sensible avec moins de 1mg d'alcaloïde. Minces ai-

guilles disposées en houppe ou en éventail : formes un peu
analogues à celles que donne la cocaïne ; mais les aiguilles
sont en général plus minces (fig. 17).

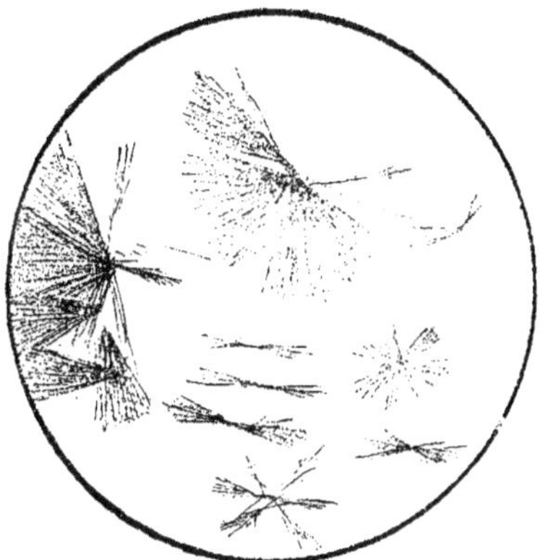

Fig. 17. — Picrate de Codéine.

*Pilocarpine.* — Pas de précipité, même avec les solutions à
1 p. 100. Par évaporation, cristaux qui fondent si l'on con-

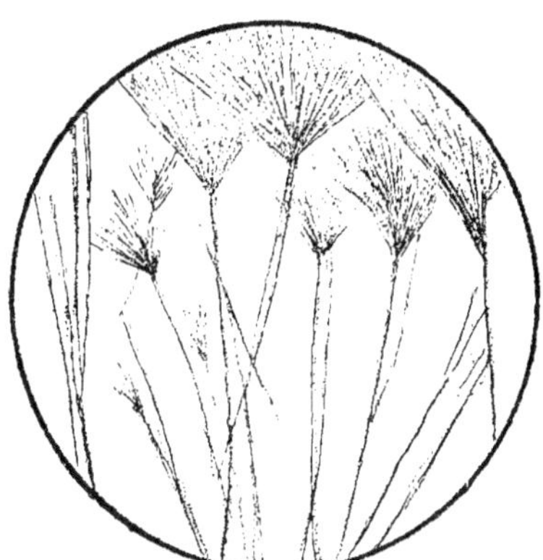

Fig. 18. — Picrate de Pilocarpine.

tinue à chauffer vers 100° le résidu sec. Réaction sensible
avec environ $0^{mg},5$ d'alcaloïde. Longues aiguilles avec rami-

fications souvent très prolongées (évaporation lente), quelquefois analogues au picrate de cocaïne (cristallisation rapide) (fig. 18).

*Morphine.* — Précipité amorphe dans les solutions à 1 p. 100,
facilement soluble à chaud ; cristallisation assez difficile par
évaporation presque à sec ; les cristaux se séparent plus
aisément par évaporation lente, surtout si on reprend le
résidu par l'eau à une ou deux reprises. Réaction sensible
avec $0^{mg},5$. Tablettes allongées, quelquefois dentelées à

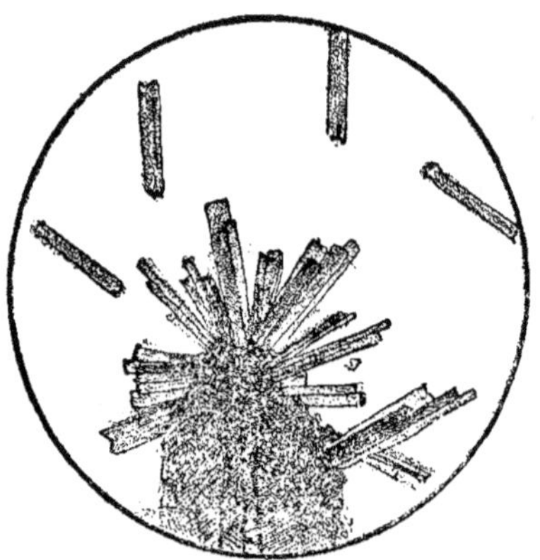

*Fig. 19.* — Picrate de Morphine.

leurs extrémités, disposées autour d'un point central ; le
milieu de l'amas de cristaux est souvent amorphe ; les
lames ont à peu près l'épaisseur de celles du picrate d'atropine dont elles diffèrent d'ailleurs beaucoup par leur plus
grande longueur et leur mode de groupement (fig. 19).

*Daturine.* — Précipité dans les solutions jusqu'à 0,5 p. 100 ; les
cristaux s'obtiennent aussi par évaporation lente, avec les
solutions faibles (0,1 p. 100 et 0,05 p. 100). Une portion de
l'alcaloïde reste en petites masses amorphes, sphériques.
Réaction sensible avec $0^{mg},5$ d'alcaloïde. Tables assez
épaisses carrées ou rectangulaires, rappelant le picrate d'a-
tropine, mais plus épaisses ; formant quelquefois des grou-

pements en lignes ; les grands côtés disposés parallèlement
avec ramifications assez étendues (fig. 20).

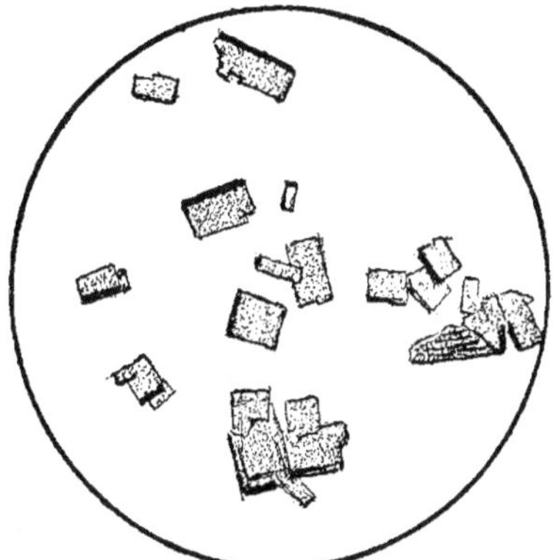

*Fig. 20.* — Picrate de Daturine.

*Hyosciamine.* — Précipité amorphe dans les solutions jusqu'à
0,5 p. 100, solubles par échauffement. Les cristaux se

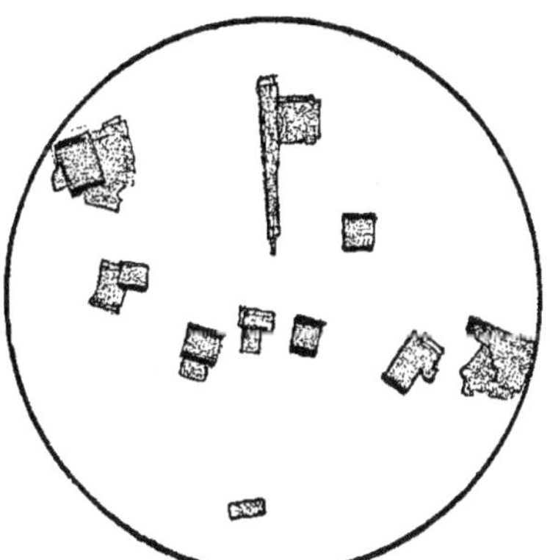

*Fig. 21.* — Picrate d'Hyosciamine.

forment surtout si l'on reprend par l'eau le résidu sec et si
l'on évapore de nouveau : précaution qui est à recommander

d'ailleurs pour tous les picrates difficilement cristallisables. Les cristaux et leurs groupements sont sensiblement identiques à ceux que produit la daturine (fig. 21).

*Thébaïne*. — Précipité dans les solutions jusqu'à 0,05 p. 100 difficilement soluble à chaud, difficilement cristallisable surtout avec les solutions faibles. Réaction sensible avec

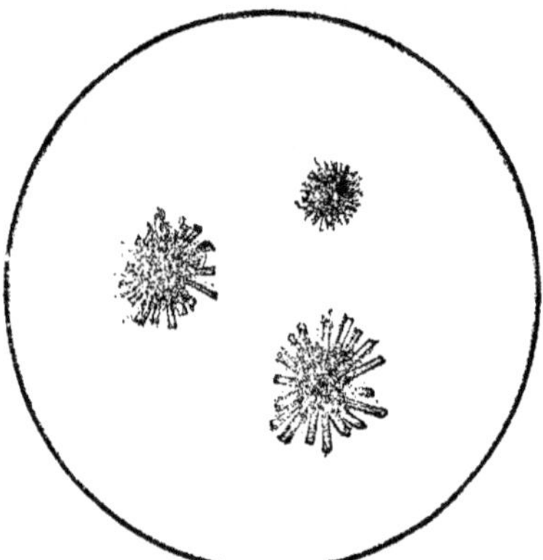

*Fig. 22.* — Picrate de Thébaïne.

$0^{mg},5$. Prismes quadrangulaires peu épais avec sommets en pointe ; groupements en forme d'étoiles ou offrant l'aspect de petites sphères recouvertes d'aiguilles ; assez caractéristique (fig. 22).

III. Les autres alcaloïdes qui ont été examinés et qui n'ont pas donné de picrates cristallisés sont : d'une part, la narcotine, la narcéine, la delphine, la quinine, l'apomorphine, l'émétine, la belladonine, l'aspidospermine, la curarine, la staphysagrine, la gelséminine, la quinidine : cette première série d'alcaloïdes donne des précipités amorphes même avec des solu-

tions faibles (0,01 p. 100 à 0,05 p. 100); les suivants ne sont pas précipités même en solutions
assez fortes (1 à 2 p. 100) : digitaline, musca-
rine, convallamarine, bryonine, cicutine, colchicine, lycoctonine, strophantine, méconine,
cubébine, caféine. Il n'est pas impossible qu'on
puisse faire cristalliser ces alcaloïdes en opérant d'une autre manière; mais l'auteur, comme
nous l'avons dit, s'est borné à l'étude des réactions telles qu'on peut les exécuter dans une
expertise toxicologique. Parmi les alcaloïdes ci-
dessus mentionnés, quelques-uns sont des produits rares, peu connus et de pureté douteuse;
circonstances qui obligent à ne conclure qu'avec
réserve.

En résumé, la plupart des alcaloïdes intéressants donnent des picrates cristallisés relativement assez faciles à reconnaître et notablement
différents les uns des autres. La brucine et l'igasurine fournissent cependant des cristaux à peu
près identiques, de même que la daturine et
l'hyosciamine; il y a quelque ressemblance
aussi entre l'aspect des cristaux des picrates de
cocaïne et de codéine; mais certains caractères
que nous avons indiqués permettent de les distinguer.

La grandeur des cristaux varie naturellement
selon les conditions de l'expérience; mais pour
un même alcaloïde la forme et les modes de
groupements restent à peu près constants, et ne

diffèrent pas, que la solution soit neutre, alcaline ou acide ; la présence d'un petit excès d'acide chlorhydrique ne gêne ni la précipitation ni la cristallisation : un grand excès d'acide chlorhydrique empêche la réaction.

IV. *Causes d'erreur.* — *Acide picrique.* — Il importe de bien connaître la forme des cristaux d'acide picrique ; le réactif étant presque

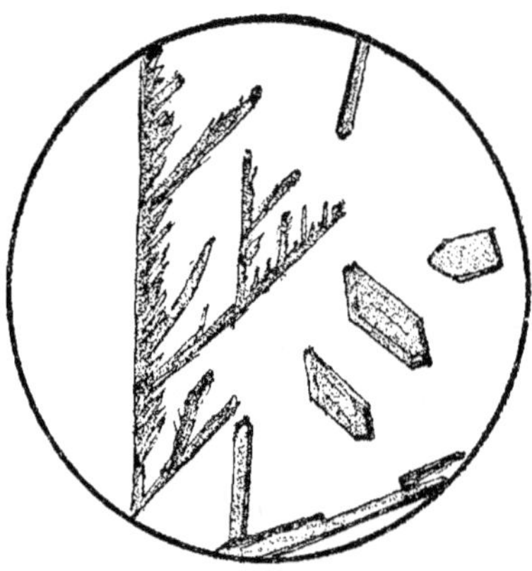

Fig. 23. — Acide Picrique.

toujours employé en excès, les préparations contiennent souvent de l'acide picrique cristallisé (fig. 23). Mais il est très facile de l'éliminer en lavant la préparation évaporée à sec avec une ou deux gouttes d'eau ; même observation pour le picrate d'ammoniaque qu'on peut aussi rencontrer quelquefois.

*Ptomaïnes.* — Les ptomaïnes fournissent

aussi des picrates cristallisés : l'auteur a fait quelques observations à ce sujet, sur des résidus de viscères traités par la méthode suivie

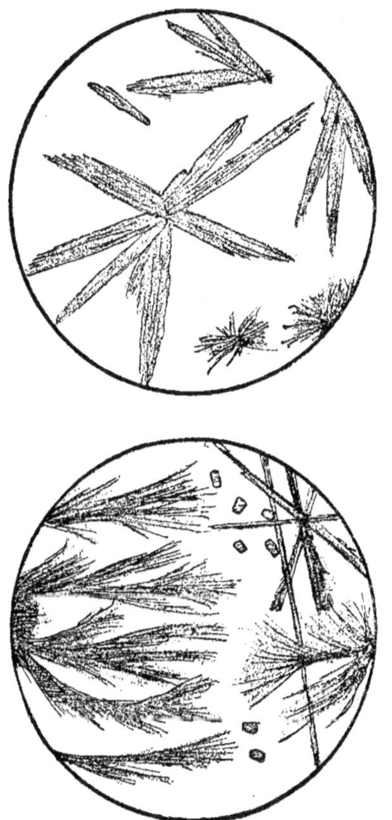

*Fig 24 et 25.* — Picrates de Ptomaïnes.

généralement au Laboratoire (combinaison des méthodes de Stas et de Dragendorff)[1]. Il semble

1. Voir page 59.

que les résidus provenant de l'épuisement par
le pétrole, la benzine et le chloroforme ne
donnent pas de picrates cristallisés ; mais les
essais n'ont porté que sur un trop petit nombre
de cadavres (4) pour qu'on puisse affirmer qu'il
en est toujours ainsi ; d'autre part, avec les résidus provenant de l'alcool amylique, l'auteur a
toujours obtenu des picrates cristallisés et souvent plusieurs espèces différentes dans la même
préparation. Au point de vue des formes, certains picrates de ptomaïnes pourraient être confondus avec des picrates d'alcaloïdes ; par
exemple, on rencontre des formes analogues à
celles que donne la codéine (fig. 24 et 25). En
général, ces picrates se dissolvent dans l'eau
beaucoup plus facilement que ceux des alcaloïdes.

M. Popoff a fait quelques essais pratiques
pour essayer de déterminer, par la forme de
leurs picrates, quelques alcaloïdes mélangés à
dessein avec des ptomaïnes 35 extraits ; il a
réussi à faire le diagnostic avec des quantités
assez faibles des alcaloïdes suivants $0^{mg},1$ : nicotine, atropine, strychnine, cocaïne, papavérine, brucine ; pour d'autres, tels que : cinchonine, codéine, morphine, daturine, pilocarpine,
le diagnostic n'a été possible qu'avec des quantités plus fortes $0^{mg},2$ à $0^{mg},5$ ; il est bon de traiter
les précipités par un peu d'eau de manière à
éliminer l'excès d'acide picrique et en partie

aussi les picrates de ptomaïne. Ces reconnais-
sances réussissent assez bien avec les ptomaïnes
extraites par la benzine et le chloroforme ; elles
ont paru beaucoup plus difficiles lorsque les
alcaloïdes sont mélangés de ptomaïnes extraites
par l'alcool amylique.

En résumé, on peut conclure comme il suit :
L'acide picrique a été employé le plus souvent
comme réactif *général* des alcaloïdes. En étudiant d'un peu plus près, au microscope, l'aspect cristallin des précipités, obtenus comme il
a été dit, il est possible de tirer un meilleur
parti de cette réaction. Il faut se garder de
croire que l'aspect seul d'un picrate cristallisé
suffise pour permettre d'affirmer la présence de
tel ou tel alcaloïde déterminé : il faut évidemment, pour conclure dans une expertise toxicologique, s'appuyer sur des caractères plus précis
que ceux qui viennent d'être indiqués. Cependant, l'emploi de l'acide picrique, dans bien des
cas, mettra l'observateur sur la voie et fournira
des indications précieuses ; il permettra de sub-
diviser les alcaloïdes en groupes : ceux qui ne
précipitent pas ou qui précipitent difficilement
dans les conditions ordinaires de concentration,
ceux qui précipitent et ne cristallisent pas, ceux
qui précipitent et cristallisent : dans ce dernier
groupe, l'aspect et le mode d'assemblage des
cristaux seront souvent assez typiques, pour

faire soupçonner avec beaucoup de vraisem-
blance, sinon pour démontrer formellement, la
nature de l'alcaloïde cherché.

Les traités de toxicologie enregistrent d'habitude un grand nombre de réactifs généraux
des alcaloïdes, c'est-à-dire de réactifs qui ne
servent guère qu'à montrer la présence ou l'absence d'un alcaloïde : il suffit, pour les recherches toxicologiques, d'un seul de ces réactifs
pourvu qu'il soit sensible, l'iodure de potassium ioduré, par exemple : et il est inutile de
sacrifier à des réactions sans intérêt des résidus
toujours fort peu abondants (voir page 67). Ces
réactions générales sont d'autant moins importantes, lorsqu'on opère sur des viscères, que,
dans les conditions ordinaires, les résidus contiennent toujours des alcaloïdes (ptomaïnes). Si,
donc, on a recours à l'emploi des réactifs dits
généraux, il convient de préciser leurs effets de
manière à en tirer des renseignements moins
vagues que ceux qu'ils fournissent d'habitude.
L'objet de cet intéressant travail est de montrer
que l'acide picrique peut rendre de bons services sous ce rapport.

# TABLE DES MATIÈRES

* 9 7 8 2 3 2 9 5 8 2 8 5 6 *